编写人员

主　编：曾光辉

副主编：余绍军　李　欣

参　编：张德君　谭庆芳　张　侃　田云香　邓良君

新时代司法职业教育"双高"建设精品教材

强制隔离戒毒人员的运动康复

曾光辉 ◎ 主编

华中科技大学出版社
http://press.hust.edu.cn
中国·武汉

内 容 简 介

本教材包括"康复的理论基础""运动康复的理论基础""教育适应期的运动康复""康复巩固期的运动康复""回归指导期的运动康复""传统体育在运动康复中的应用""拓展训练"七章。每章设有学习目标、重点提示、引言，同时将章分解为若干小节，并对每一个小节的知识要点和实践训练等内容做了翔实讲解，以帮助学习者从整体上把握课程的主要内容，同时激发学习者的学习兴趣，拓展其眼界和思维，培养其理论运用于实践的能力。

图书在版编目（CIP）数据

强制隔离戒毒人员的运动康复/曾光辉主编．—武汉：华中科技大学出版社，2022.11
ISBN 978-7-5680-8830-5

Ⅰ.① 强… Ⅱ.① 曾… Ⅲ.① 戒毒-康复训练 Ⅳ.① R163.4

中国版本图书馆 CIP 数据核字（2022）第 203303 号

强制隔离戒毒人员的运动康复　　　　　　　　　　　　　　　　　　　曾光辉　主编
Qiangzhi Geli Jiedu Renyuan de Yundong Kangfu

策划编辑：张馨芳
责任编辑：林珍珍
封面设计：孙雅丽
版式设计：赵慧萍
责任校对：张汇娟
责任监印：周治超

出版发行：华中科技大学出版社（中国·武汉）　　　电话：（027）81321913
　　　　　武汉市东湖新技术开发区华工科技园　　　邮编：430223
录　　排：华中科技大学出版社美编室
印　　刷：湖北新华印务有限公司
开　　本：787mm×1092mm　1/16
印　　张：11.25　　插页：2
字　　数：163 千字
版　　次：2022 年 11 月第 1 版第 1 次印刷
定　　价：48.00 元

编 写 说 明

《中华人民共和国禁毒法》从"帮助吸毒人员戒除毒瘾，教育和挽救吸毒人员"的基本方针和目标出发，规定了自愿戒毒、社区戒毒、强制隔离戒毒和社区康复等戒毒措施，其中强制隔离戒毒是最重要、最严厉，也是最有效的戒毒措施。充分发挥强制隔离戒毒的工作优势，提高强制隔离戒毒管理人员的运动康复水平，对改善治疗效果和提升工作水平，帮助吸毒成瘾人员成功戒除毒瘾、回归社会，具有十分重要的意义。

目前国内还没有适合"强制隔离戒毒人员的运动康复"这门课的规范教材。为了编好本教材，我们在湖北省狮子山强制隔离戒毒所、湖北省女子强制隔离戒毒所跟岗调研，获得了很多宝贵的实践教学资料，同时我们还查阅了许多与运动康复相关的资料。根据强制隔离戒毒所的行业特点与武汉警官职业学院行政执行专业学生的实际情况，我们有针对性地编写了《强制隔离戒毒人员的运动康复》这本教材。"强制隔离戒毒人员的运动康复"是行政执行专业（强制隔离戒毒方向）学生的专业核心课程之一，承载着戒毒管理人员核心技能的培养功能。本教材依据《中华人民共和国禁毒法》、《戒毒条例》、司法部《关于建立全国统一的司法行政戒毒工作基本模式的意见》等法律法规和当前强制隔离戒毒工作实际进行编写，遵循科学性、知识性、适用性、指导性原则，强制隔离戒毒人员运动康复的内容比较全面，且具有一定的实操性，体现了理实一体化、"教学练战"一体化、学用结合的鲜明特点。本教材包括"康复的理论基础""运动康复的理论基础""教育适应期的运动康复""康复巩固期的运动康复""回归指导期的运动康复""传统体育在康复中的应用""拓展训练"七章。每章设有学习目标、重点提示，同时将章分解为若干小节，并对每一个小节的知识要点和实践训练等内容做了翔实讲解，以帮助学习者从整体上把握课程的主要内容，同时激发学习者的学习兴趣，拓展其眼界和思维，培养其理论运用于实践的能力。

武汉警官职业学院曾光辉老师担任本教材主编，并设计总体框架。参加编写的老师有武汉警官职业学院余绍军（副校长）、张德君（副教授）、李欣（讲师）、谭庆芳（工程师）、张侃（讲师）、田云香（主治医师），湖北省狮子山强制隔离戒毒所邓良君警官。最后由曾光辉统稿。

本教材的编写得到了湖北省戒毒管理局、湖北省狮子山强制隔离戒毒所、湖北省女子强制隔离戒毒所等单位及其领导的大力支持，在此一并致谢！

由于强制隔离戒毒运动康复工作发展迅速，加之编者水平有限，本教材难免存在疏漏和不足，敬请使用本教材的单位和老师以及戒毒行业的同仁多加批评指正！

编　者

2022 年 8 月 24 日

目　录

第一章

康复的理论基础

◆ 学习目标

通过对康复理论基础的学习，掌握康复的基本概念与内涵，了解康复医学的特点与分类，熟悉康复治疗的手段与方法，掌握康复评定的一些基本方法，为学习运动康复做准备。

◆ 重点提示

康复治疗的手段与方法是学习的重点。

◆ 引言

康复是一个病人或残疾者在其生理或解剖缺陷的限度内和环境许可的范围内，根据其愿望和生活计划，以尽量发挥其在身体上、心理上、社会生活上、职业上的潜能，使之得到最充分发展的过程。康复的基本类别包括增强肢体功能的运动器官康复，提高全身功能水平的心肺康复，改善交流能力的盲聋康复，精神病的康复以及特殊康复等。

第一节　康复的概念

一、康复的内涵和对象

（一）康复的内涵

康复原非医学专有名词，甚至在 19 世纪前，它与医学毫无关系。该词早期的解释是：对于失去特权、名誉、资产的人们，根据正式规定，使之恢复到原来状态。"康复"一词，在英语中为 rehabilitation，它是由词头 re、词干 habilitate 和后缀 tion 合成的。其中 re 是"重新"的意思，habilitate 是"使得到能力或适应"的意思，tion 是行为状态的意思，因此 rehabilitation 有"重新得到能力或适应正常社会生活"之意。

康复的内涵包括以下几点：① 医疗康复（medical rehabilitation），即应用临床医学方法作为康复技术手段改善功能；② 职业康复（vocational rehabilitation），即通过训练职业能力，恢复就业资格或获得就业机会；③ 教育康复（educational rehabilitation），即通过各种教育和培训方式来促进机体康复；④ 康复工程（rehabilitation engineering），即通过工程方法，如矫形器、辅助用具的应用，促进康复或弥补功能不足；⑤ 社会康复，即从社会层面推进和保证医疗康复、职业康复和教育康复的进行，利用和依靠社会资源，帮助待康复对象适应家庭、工作环境，重返社会。

（二）康复的对象

康复的对象主要是有功能缺失和障碍以致影响日常生活、学习、工作和社会生活的残疾人群和患病人群以及其他特殊人群。

1. 残疾人群

指肢体、精神、智力和感官方面有缺陷的人群。

2. 患病人群

指患神经系统疾病、老年病、心脏病、肺病、癌症或慢性疼痛等疾病的人群。

3. 其他特殊人群

指除了以上两种人群以外，需要康复的特殊人群，如药物滥用成瘾以及吸烟、吸毒成瘾等人群。

二、康复医学的特点与分类

（一）康复医学的定义

康复医学是一门新兴的学科，是 20 世纪中期出现的一个新的概念。康复医学、预防医学、保健医学和临床医学并称为"四大医学"。康复医学是一门致力于消除和减轻人的功能障碍，弥补和修复人的功能缺失，改善和提高人的各方面功能的医学学科，也就是对功能障碍进行预防、诊断、评估、治疗、训练和处理的医学学科。行业专家对康复医学的解释为："采用各种综合措施，包括医疗、教育、职业等，消除或减轻伤、病、残疾人员的身心与功能障碍，并进行训练，以达到和保持生理、感官、智力、精神和社会功能上的最佳水平。"与其他医学相关学科不同，康复医学主要应用物理疗法、运动疗法、生活训练、技能训练、言语训练和心理治疗等多种手段，促进患者功能恢复，实现功能代偿。

（二）康复医学的特点

现代康复医学以患者为中心，着眼于患者功能和能力的恢复，致力于患者生活质量的提高，并以促成患者重新成为社会中自立的一员为其最终目的。治疗方法主要是各种有效的功能训练，以及应用康复工程进行代偿和重建等，辅以药物、手术、饮食疗法及其他疗法。康复医学的治疗目的不只是疾病的痊愈，而且包括最大限度地使其身心功能从生理上、心理上、职业上和社会生活上进行全面的、整体的康复。康复医学的特点如下：① 以躯体残疾者以及伴有功能障碍的慢性病患者与老年病患者为主要服务对象；② 按照功能训练、全面康复、重返社会三项重要原则指导康复工作；③ 重视从社会医学的角度组织作业、职业、心理、社会等方面的康复治疗，帮助患者重返社会；④ 重视以专业协作团队的方式对患者进行综合、协调的康复治疗；⑤ 重视康复治疗与康复工程相结合，以工程技术辅助功能评估和康复治疗，以提高诊疗质量；⑥ 重视功能评估和分析，为康复治疗提供客观、准确的评估依据，目前国际康复医学界使用的功能评估方法正向专业化、规范化、定向化方向发展，形成了一套科学的评估方法。

（三）康复医学的分类

康复医学在具体应用中有着繁多的亚学科类别。

1. 骨科康复学

这是主要研究骨关节、肌肉和软组织损伤、疾病及畸形康复评估和处理的学科。

2. 神经科康复医学

这是主要研究中枢神经和周围神经系统病变所致残疾的康复评估和处理的学科。

3. 精神科康复学

这是研究精神障碍患者功能康复的学科。

4. 心脏康复学

这是一门研究心脏病，主要是冠心病患者康复的学科。

5. 老年病康复学

这是研究老年病所致残疾的预防和康复处理的学科。

6. 儿科康复学

这是研究儿童残疾对儿童生长发育的影响及其预防和康复的学科。

7. 职业性伤病康复学

这是研究在职业性劳动场所发生的损伤和疾病的康复的学科。

8. 风湿病康复学

这是主要研究骨关节炎、类风湿关节炎、强直性脊柱炎等疾病的康复的学科。

9. 肺科康复学

这是研究肺部疾病，尤其是慢性阻塞性肺病的康复的学科。

10. 肿瘤康复学

这是研究对肿瘤患者进行康复的学科。它针对抗癌手术、化疗和放射治疗后患者出现的身心功能障碍进行全面的康复。

此外，属于康复临床领域的专科还有酒精、药物滥用成瘾及吸烟、吸毒成瘾的康复，以及疼痛处理等。

本节自测题

1. 请简要说明康复的概念。

2. 康复的对象包括哪些？

3. 康复的特点有哪些？

4. 请简要介绍康复医学的分类。

第二节　康复治疗的手段与方法

康复治疗的常用手段和方法有很多。

（一）运动疗法

运动疗法是指患者利用器械工具、徒手或利用自身力量，通过某些运动方式使全身或局部运动功能、感觉功能逐渐恢复的训练方法，这是康复治疗的核心治疗手段。运动疗法主要采用运动这一机械性的物理方法对患者进行治疗，着重使患者进行躯干和四肢的运动，以及感觉、平衡等功能训练。运动疗法的具体方法主要有肌肉力量功能训练、肌肉耐力训练、关节功能训练、有氧训练、平衡训练、异化训练、步行训练等。

（二）物理因子疗法

物理因子疗法是指利用天然和人工物理因子的物理能量，通过神经、内分泌等生理调节机制作用于人体，以达到预防和治疗疾病目的的疗法。物理因子疗法的具体方法主要有电疗法、光疗法、磁疗法、超声波疗法、冷疗法、热疗法、水疗法等。

（三）作业疗法

作业疗法是应用有目的的、经过选择的作业活动，对由于身体或精神有功能障碍或残疾，以致不同程度地丧失生活自理和劳动能力的患者，进行评价、治疗和训练的治疗方法。作业疗法的目的是使患者最大限度地恢复或提高独立生活和劳动的能力，以使其能作为家庭和社会的一员过着有意义的生活。这种疗法对功能障碍患者的康复有重要作用，可帮助患者实现功能障碍恢复，改变异常运动模式，提高生活自理能力，缩短其回归家庭和社会的过程。作业疗法的具体方法有日常活动训练、职业劳动训练、工艺劳动（陶器工艺、纺织、泥塑等）、园艺劳动以及其他能促进患者生活自理及回归社会所必需的劳动训练。

（四）心理治疗

心理治疗即用心理学理论和方法对人格障碍、心理疾患的治疗。广义的心理治疗包括对患者所处环境的改善，周围人（包括医生）语言、行为的影响（如安慰、鼓励、暗示、示范等），特殊的环境布置等一切有助于疾患治愈的方法。狭义的心理治疗特指由心理医师专门实施的治疗。心理治疗的方法有暗示、催眠、精神分析、行为矫正、生物反馈、瑜伽等。心理治疗在不同学派理论的影响下，方法各异，适用对象也有所不同。一种心理治疗方法的选择是否适当，往往影响最终的治疗效果。从广义上来说，心理治疗不仅广泛适用于精神科临床实践，在综合医院的其他科和预防医学中也能发挥重要作用，甚至还可应用于一般正常人。例如，一个人生活在社会中，就需要与周围人群打交道，对于社会生活存在障碍的人来说，参加集体心理治疗训练，可以训练如何与人相处，提高与人交往的能力，有助于适应社会生活。从狭义上来说，任何精神疾病和生理疾病都可以用心理治疗作为主要或辅助手段。由于一种疾病可以采用多种心理治疗方法，如焦虑症既可以用认知行为治疗，又可以用支持疗法治疗，同时一种心理治疗方法也可以治疗多种疾病，我们必须根据不同心理障碍和治疗对象的条件，选择最佳心理治疗方法。一般认为，社会心理刺激引起的各种适应性心理障碍（诸如一个人因未能处理好人际关系而心境不悦、自责自卑、悲观失望等），常需要进行心理治疗，可进行支持性心理治疗和环境安置等。在患者因遭受突然的生活事件刺激而表现出急性心理障碍时，也可应用心理治疗。

（五）假肢及矫形具治疗

假肢治疗即为截肢者安装假肢，在一定程度上恢复其肢体的部分功能。矫形具治疗即为某些关节畸形或瘫痪者配矫形支具，防止其关节进一步挛缩或僵硬。

（六）语言矫治

语言矫治又称语言治疗，主要是对失语、构音障碍、呐吃、听觉障碍、视力障碍的患者进行矫治，以改善其语言沟通能力。

（七）康复护理

康复护理即在康复治疗过程中，加强护理，防止患者发生褥疮、肢体变形、肌肉萎缩，以加强康复治疗的效果。国内专业人士已逐渐认识到康复护理是康复医学的重要组成部分，是为了适应康复治疗的需要，从基础护理中发展起来的一门专科护理技术。

（八）文娱治疗

文娱治疗即组织患者参加旅游及文娱活动等，使其调整心理状态，从心理上更接近社会。

（九）中国传统医学治疗

中国传统医学治疗在康复治疗中有其独特的优势，可按中医的理论将太极拳、针灸、推拿、按摩、药膳等治疗手段，根据不同患者的实际情况，合理地应用于康复治疗之中。

（十）就业指导

就业指导即根据患者身体状况、特长，对其就业潜力进行分析，为其提出适宜工作的建议，并进行就业前的职业培训，以便于患者再就业。

☼ 本节自测题

康复治疗的常用方法有哪些？

第三节 康复评定

一、康复评定的基本概念

康复评定就是收集患者的病史和相关资料，通过询问、检查、测量等方法，确认患者是否在某些功能方面有障碍，然后根据功能障碍的原因、种类、性质、范围以及严重程度做出客观、准确的判断，并对判断结果做出合理解释的过程。康复评定强调整体功能状态、日常生活活动状态和社会参与能力的评定，旨在对患者的功能障碍进行具体的剖析，找出关键环节，并对患者进行针对性的康复治疗。

二、康复评定的目的

康复评定的目的主要是明确运动损伤和功能障碍的性质、范围、程度；明确患者的康复需求和希望达到的目标；确定康复治疗方案；评定康复治疗效果和预后。

三、评定时间

（一）初期评定

初期评定在患者开始康复治疗前进行，其目的是全面了解患者存在的问题、功能状况和障碍程度，以确定康复目标、制订康复治疗计划。

（二）中期评定

中期评定在康复治疗期间进行，其目的是了解患者功能恢复的程度，检查患者全身的恢复程度，发现康复治疗过程中存在的问题，评定患者康复治疗过程中的效果和功能情况，分析其原因，并据此调整康复治疗计划。在康复治疗过程中，中期评定可多次进行。

（三）末期评定

末期评定在康复治疗即将结束时进行，其目的是了解康复治疗是否达到预期目标，同时对患者是否恢复功能、能否融入社会进行全面评估。末期评定主要是评定患者整体的功能状况，评价治疗效果，为患者重返家庭和社会或做进一步康复治疗提出建议与注意事项。

四、康复医学常用的评定方法

（一）运动功能评定

运动功能评定包括肌张力评定、肌力评定、关节活动范围评定、步态分析、神经电生理评定、感觉与知觉功能评定、平衡与协调功能评定、反射评定、日常生活活动能力评定等。

（二）精神心理功能评定

精神心理功能评定包括智力测验、情绪评定、心理状态评定、疼痛评定、失用症和失认症的评定、痴呆评定、认知评定、人格评定等。

（三）语言与吞咽功能评定

语言与吞咽功能评定包括失语症评定、构音障碍评定、语言失用评定、语言错乱评定、痴呆性言语评定、言语发育迟缓评定、吞咽功能评定、听力评定和发音功能的仪器评定等。

（四）社会功能评定

社会功能评定包括日常生活活动能力评定、社会生活能力评定、生存质量评定、职业能力评定等。

（五）电诊断

电诊断包括肌电图诊断、神经传导速度测定、神经反射检查、诱发电位、低频电诊断等。

💡 **本节自测题**

初期评定、中期评定、末期评定的目的分别是什么？

第二章

运动康复的理论基础

◆ 学习目标

通过对本章的学习，了解运动与环境的关系，熟悉运动场地的基本要求，掌握运动康复的基本理论与运动康复技术。

◆ 重点提示

应用运动康复技术是学习重点。

◆ 引言

运动康复（sport rehabilitation），又称体育康复，从物理医学与康复学科延伸发展而来，是一门运用传统的和现代的体育运动方法及手段促进患者身体机能逐渐恢复的康复医学与体育学交叉应用型科学，通俗地讲就是，根据患者伤病的特点采用运动手段或机体功能练习的方法，达到伤病的治疗、预防目的的应用科学。

运动疗法，又称治疗性运动，是根据患者的身体机能和功能状况，借助治疗器械或治疗者的手法操作以及患者自身的参与，通过让患者主动或被动参与运动的方式来改善身体局部或整体的功能，提高个人的能力，增强参与社会的适应性，提高生活质量。

第一节 运动与环境

一、外部环境对人体运动能力的影响

人体的运动能力受外部环境和自身代谢的影响。周围的温度、湿度、气压、空气成分的变化，都会使人体内的代谢功能产生变化进而影响人的运动能力，其中气温的变化影响最为明显。

（一）热环境

热环境是指影响人体热感觉的环境因素。这些因素主要包括空气温度、空气湿度、气流速度以及人体与周围环境之间的辐射换热。人体与周围环境间的热交换是持续进行的，在剧烈运动时代谢的能量消耗为安静时的 23 倍左右。在这些能量中，用于肌肉做功的不超过 25%，其余的热能必须通过代谢机制排出体外。在热环境中，运动会造成正的热平衡，而使体温升高。在炎热的环境中进行剧烈运动，会因大量出汗而引起机体水分和无机盐的丧失，从而引发肌肉痉挛、抽筋等症状。丧失的水分和无机盐如果在 24 小时内得不到及时的补充，将可能引发热疾病。另外，出汗多会造成口渴感，这时大量饮水会给血液循环系统、消化系统，特别是心脏增加负担，因此这时不宜过量补水。如果一次锻炼时间较长，可在中间安排 1～2 次休息，同时适量补充水和无机盐。训练状态良好的运动员，能较长时间地承受中心温度为 39℃～41℃的体温（正常值为 36℃～37.5℃）。然而，人体最高热限为 42℃，由此可见，在剧烈运动中调节体温的安全范围是有限的。从事体育运动的最佳体温是 37.2℃，骨骼肌的温度是 38℃。为避免运动型热疾病患的发生（如高温下进行体育运动很容易中暑），在炎热的夏季进行运动训练时应尽量选择在早上和傍晚较凉爽的时候进行，并注意适当饮水和注意休息。

（二）冷环境

冷环境一般是指气温为0℃左右或者0℃以下的外部环境。在寒冷的环境中进行长时间运动时，外部环境会给机体带来某些不利的影响，如机体散热增加，周围血管收缩，以致皮下组织血流减少，肌肉的黏滞性增强，关节的活动幅度减小，神经系统对肌肉的指挥能力下降。锻炼前若未充分做好准备活动，还会引起关节韧带拉伤、肌肉拉伤等。人们之所以能在寒冷的环境中劳动和生活，除了有必要的衣着保护外，更重要的是依赖自身机体的调节和适应能力。要特别提醒的是，冷空气对肺部和支气管都有不良的刺激作用，可能加重或诱发支气管炎和肺部疾患等。所以，冬季锻炼时应注意防寒保暖，开始锻炼时不必立即脱掉外衣，待身体微热后再逐渐减衣。锻炼结束时，应擦净身上的汗液，立即穿上衣服，以防感冒。长期坚持在冷环境运动中训练可以改善人体对寒冷的适应能力，提高耐寒力，有利于身体各系统功能的进一步加强。

虽然经常在冷环境中进行运动训练可以加强机体对寒冷的适应性，但如果身体长时间暴露在寒冷的环境中，低温的刺激也会使机体发生损伤，这种损伤包括局部性损伤（或称冻伤）和全身性损伤（或称冻僵）。在冬季或寒冷地区运动的人应该尤其注意身体的保暖，运动前进行热身运动可以提高机体的新陈代谢能力，使机体适应寒冷的环境，运动时不易受伤。

二、运动建筑、设备要求

对运动建筑的一般要求，包括运动建筑位置、建筑方向、采光与照明、通风、采暖与降温、消防、环保等方面。

（一）运动场馆的一般要求

运动场馆基地的选择，应该避开空气、土质和噪声污染较严重的地方，选择地势稍高且通透性好的地方。室内运动场馆的建设，要充分利用日照，一般应坐北朝南或偏向东南、西南，使运动场馆的长轴尽量与赤道方向平行。室外运动场馆最好沿南北方向建设，即运动场馆的长轴与子午线平行，尽量避免阳光直射。

1. 采光与照明

这里的采光主要是自然采光，照明是人工照明。自然采光是指白天利用从窗户射入室内场馆的自然光线，其评定指标为采光系数和自然照度系数。采光系数即窗户面积与室内地面面积的比例，其标准是 1：3 至 1：5。自然照度系数即在散射光线条件下，室内照度与室外照度的百分比（用照度计测量），系数越大，光线越好。人工照明是指利用电灯照明。人工照明的要求是光线必须充足，室内照度不能小于 50lx，且光线均匀，不闪烁、不炫目刺眼、不产生浓影、不污染空气、不显著提高湿度，放射光谱最好接近日光光谱。

2. 通风

通风是指场馆内的空气能够随时或定时更新。室内运动场馆应有良好的通风设施。通风可分为自然通风和人工通风两种。自然通风是指通过门窗和对流的作用，与外界进行气体交换；人工通风是指利用机械等手段进行气体交换。

3. 采暖与降温

建筑物的采暖、降温设备应尽量保证室内有适宜的气温（23℃～25℃），并保证室内各处室温相对均匀、稳定（温差不超过 2.5℃）。我国幅员辽阔，各省份各地区自然气候差异很大，采暖与降温的方法应尽量适应当地的自然条件。

（二）室外运动场地与设备的要求

1. 田径场

在新建田径场时，既要考虑每个田径项目对场地规格的要求，又要考虑教学、运动训练和比赛的方便。田径场的跑道应平整结实、富有弹性、无浮土，晴天时要保持一定的湿度，下雨时应便于雨水的渗透，防止积水；应有50～100米的直线跑道；有条件的地方可采用全天候跑道。跳跃场地的助跑道要求与跑道大致相同，但其方向应避开阳光的垂直照射；踏跳板应与地面平齐；沙坑的边缘宜为木质，并与地面平齐，坑内应填满三分锯末与七分干净沙子的混合物，使用前应掘松、耙平。跳高或撑竿跳高的沙坑应高出地面。投掷区必须与其他场地分开，在一个投掷区内不允许同时进行几种投掷运动，不允许同时面对面投掷，铁饼和链球场应设置护笼，以确保安全。室外单双杠、高低杠、爬竿、吊环等固定器械要经常检查有无螺丝锈蚀、松动或断裂，发现问题要及时处理。

2. 球场

球类场地中，篮球、排球场地应平坦结实，无碎石、浮土，不滑，地面软硬适中（水泥场地地面硬度较大，三合土地面硬度较合适）。足球场地最好有草皮（可以是人工草皮）。球场四周2～2.5米范围内不应设置任何障碍物，以防撞伤。

3. 游泳池

游泳池是人们从事游泳运动的场地，人们可以在里面娱乐、训练或进行比赛。多数游泳池建在地面，根据水温可分为一般游泳池和温水游泳池。

标准游泳池长50米、宽21米，奥运会、世界锦标赛要求宽25米。另外还有长度只有标准游泳池的一半即25米的游泳池，它被称为短池。

标准游泳池水深大于1.8米。有8个泳道，每道宽2.5米，边道另加

0.5 米，两泳道间有分道线，分道线用浮标线分挂在池壁两端，池壁内设挂线钩，池底和池端壁应设泳道中心线，为黑色标志线。出发台应居中设在每泳道中心线上，台面为 50 厘米×50 厘米。台面临水面前缘应高出水面 50～70 厘米，台面倾向水面不应超过 10 度。游泳池的出发台池岸宽一般不小于 5 米，其余池岸宽不小于 3 米。正式比赛池出发台池岸宽不小于 10 米，其他池岸宽不小于 5 米。

游泳池最重要的卫生要求是池水清洁。若利用江河水做池水，首先要确保水源无污染，水流速度不超过每秒 0.5 米，水深在 1～1.8 米，池底无淤泥、树桩、水草、大石块等。每日应对池水做一次化学及细菌学检查，池边应有简易的更衣池、沐浴间、洗脚池和厕所等设备，同时应配备救护人员。

（三）室内运动场地、设备要求

1. 体操馆

体操馆木质地板应平坦而坚固，无裂缝，墙壁应平坦，无突出部分或雕刻装饰，馆内光线充足，符合采光系数标准和人工照明要求。室内清洁最好用吸尘器或湿扫把。不能用滑石粉代替镁粉。进馆应穿软底鞋。体操器械安装牢固、平衡，必要处应钉上防滑胶皮，器械下方应安放海绵垫，两块垫间不能留有间隙，以防运动损伤。同时注意馆内采暖或降温。

2. 球类馆

馆内地面必须平整结实，不滑，无浮尘，宜安装木制地板。球类馆内应光线明亮，采用人工照明时，室内灯源距地面的高度，篮球馆不低于 7.2 米，排球馆不低于 8.5 米。必须经常通风换气，保持室内空气新鲜。球场边线至墙的距离不得小于 2 米。

3. 游泳馆

游泳馆的合理进入顺序应该是更衣室—存衣室—厕所—准备活动室—

沐浴室—涉水室—游泳池。游泳池的深、浅水区应严格分开。1.8 米以上的为深水区，跳水区深度为 3 米以上。人均使用池水面积不得少于 5 平方米。水质标准为：pH 值为 7.2～8.0；水中游离性余氯含量不低于每升 0.3 毫克；细菌总数量不超过每毫升 100 个；大肠杆菌每升不超过 3 个。水的透明度判断标准为：站在岸上能看清放在池底任何一个地方的一个直径约为 10 厘米的圆盘。水温为 18℃～25℃，室温为 24℃～25℃。池壁、池底应平整、光滑、不透水。岸上有准备活动的平整空地。应有必要的急救设备和救生人员。换水方式可采用全换水式、流水式或循环式。

本节自测题

1. 冷环境、热环境下进行运动训练分别需要注意哪些事项？

2. 运动场馆的建设与设备要求有哪些？

第二节　康复的运动学基础

运动是康复治疗中一种非常重要的治疗方法。患者通过合理有效的运动，获得机体功能的恢复、技能的提升和自我价值的回归。

一、医疗运动

医疗运动是一种医疗性质的体育活动，即从医疗的目的出发，利用运动的手段，通过患者自身特殊的身体练习，促进患者各种功能的恢复，加速患者疾病的康复，实现防病、治病。这种以运动为医疗手段的方法，称为医疗运动。医疗运动是体育学的一个分支，也是医学的一个分支。

（一）医疗运动是体育学的一个组成部分

早在远古时代，人们在同大自然做斗争的过程中，就逐渐积累了用体育手段防治疾病的经验。中国是世界上最早应用医疗运动的国家，经过几千年的发展，人们通过劳动实践、模仿动物等方式，逐步探索出导引术、吐纳术、五禽戏、养生气功、八段锦、太极拳等一系列自成体系、行之有效的传统健身医疗体操。近 40 年来，随着现代医疗的发展，又增加了功能性运动和器械治疗等多种治疗手段，使运动医疗的内容更加丰富多彩，疗效更加显著，人类的平均寿命大幅延长，生活质量不断提升。

（二）医疗运动也是运动医学的一个重要内容

医疗运动可对许多运动性疾病进行综合治疗，是促进患者功能恢复的重要手段。很多疾病虽然在临床上已经治愈，但可能全身或局部系统的功能仍然处于恢复状态，这时候，有针对性地进行体育运动，逐步增强身体机能，可有效地缩短康复期，使患者早日恢复生活自理能力和生产劳动能力。医疗运动的对象是病后体弱或者手术后以及其他伤病后活动功能不全的患者。其通过特定的运动方式，进行有针对性、有一定运动量的练习，以达到恢复机体功能特别是身体基本活动功能、防止并发症以及继发症的发生、缩短康复时间等目的。医疗运动有较广泛的适应证和一定的禁忌证。

1. 医疗运动的适应证

（1）运动器官伤病及外科疾患。

这类疾患主要有骨与关节损伤及其遗留功能障碍、肩周炎、腰腿痛、颈椎病、脊柱畸形、骨关节损伤、骨折恢复以及其他脏器术后恢复、扁平足等。

（2）内科疾患。

这类疾患主要有高血压病、冠心病、慢性支气管炎、肺结核、肺气肿、哮喘、溃疡病、习惯性便秘、消化不良、内脏下垂、糖尿病、肥胖症等。

（3）神经系统疾患。

这类疾患主要有脑血管意外所致的偏瘫、神经衰弱、脑震荡后遗症、截瘫、周围神经损伤等疾病。

（4）妇产科疾患。

这类疾患主要有痛经、子宫后倾、慢性盆腔炎、产后恢复等。

（5）小儿科疾患。

这类疾患主要有小儿麻痹后遗症、儿童脑性瘫痪等。

2. 医疗运动的绝对禁忌证和相对禁忌证

（1）病情严重者、极度衰弱者、高热者、有严重炎症者。

（2）咳血、心率明显失常、心肌炎患者或处于肺结核活动期、心绞痛发作期、心力衰竭或脏器功能处于失代偿期者。

（3）锻炼中可能发生严重并发症者，如骨折未愈合或大血管、神经干附近有异物，活动时有造成神经血管损伤危险者。

（4）有精神疾患不能合作者。

（三）医疗运动的特点

1. 主动性

患者通过有针对性的主动练习，能充分发挥自身身体机能的特点。患者必须增强与伤病做斗争的信心，要培养耐心和恒心，积极、乐观、自主地运动，这样可充分调动主观能动性，充分调动身体机能，使身体功能得以完全或部分恢复。通过主动运动，患者一些潜在的身体功能可以充分发挥出来。

2. 目标性和系统性

运动治疗的内容和方法有明显的针对性和系统性特征，必须先根据患者的基本情况，制订一个可行的训练计划，明确训练分几个阶段以及哪个阶段达到什么目标，这样才能及时根据训练效果来调整训练的内容和方法，使每个阶段既有较强的针对性而又不失整体治疗的系统性，从而达到理想的治疗效果。

3. 局部恢复与整体改善相结合

运动治疗的安排与实施，并不是在单个部位上进行的，而是针对局部恢复的需要，考虑全身素质的整体提高，加强上下肢的协调，增强身体的力量、灵敏性、协调性等，这样才能全面改善身体机能，实现快速康复的目的。

4. 防与治的双向特性

医疗运动的过程，既是治疗伤病，使身体功能恢复的过程，也是防止病情进一步恶化或出现并发症、继发症，恢复机体活动功能的过程。它增强了内脏系统的功能，可以避免长期不运动可能导致的内脏器官功能衰退，也可以避免肢体进一步萎缩等不良变化的发生。

二、运动康复的基本原则

运动康复的基本原则是依据运动康复的客观规律，以及患者的实际情况，在确定训练计划和组织运动训练的内容与方法时必须遵循的基本准则。它是运动训练活动客观规律的反映，对运动实践具有普遍的指导意义。在康复过程中，必须坚持以下运动康复训练原则。

（一）康复目的原则

要根据不同的康复目的及康复对象的需要，科学、合理、有效地安排训练内容、方法和负荷，以达到使患者康复的目的。

（二）动机激励原则

通过各种途径和方法，激发康复对象训练的积极性和主动性，从而使患者很好地配合康复工作人员，达到预期的运动康复效果。

（三）有效控制原则

在运动康复训练过程中，要准确把握训练过程中各个阶段的训练内容、强度、运动量以及措施，并对方法与手段进行及时的、必要的调节，以保证预期的康复目标的实现。

（四）系统性训练原则

在整个运动康复训练过程中，要持续地、循序渐进地组织训练，确保不同阶段的训练之间具有连续性，从而实现系统性训练的效果。

（五）适宜负荷原则

在运动康复训练过程中，要根据患者的实际情况和科学的训练规律，以增强患者身体机能与功能为目的，在运动康复过程中给予患者适当的运动负荷，以达到理想的运动康复治疗的效果。

（六）区别对待原则

针对不同的患者，采取不同的运动康复治疗方案。

（七）适时恢复原则

在运动康复训练治疗后，要及时消除患者在运动康复训练过程中产生的疲劳感，以提高运动康复训练的效果，尽快地使患者得到全面康复。

💡 本节自测题

1. 医疗运动的特点是什么？
2. 运动康复训练的基本原则有哪些？

第三节　运动治疗

　　运动治疗，又称治疗性运动，是根据患者的身体机能和功能状况，借助治疗器械或治疗者的手法操作以及患者自身的参与，通过让患者主动或被动参与运动的方式来改善患者身体局部或整体的功能，提高个人的能力，增强参与社会的适应性，提高生活质量。

一、运动治疗的分类

　　运动治疗的内容丰富，分类方法也很多。根据动力来源，可分为主动运动、被动运动和牵张运动等；根据肌收缩的形式，可分为等长运动、等张运动和等速运动；根据能源消耗方式，可分为放松性运动、力量性运动和耐力性运动；根据作用部位，可分为局部运动和整体运功；根据治疗时是否使用器械，可分为徒手运动和器械运动等。

二、常用的运动治疗方式

　　常用的运动治疗方式有主动运动、被动运动和牵张运动等。

（一）主动运动

　　主动运动时，运动动作需要依靠患者自身肌力来实现身体的活动。主动运动的功能作用主要是增强肌力、改善肢体功能。全身主动的耐力运动具有改善心肺功能和全身状况的作用。

　　根据运动时有无外力的参与，主动运动可分为自主主动运动、辅助主动运动和抗阻主动运动。

自主主动运动是在不依靠助力也无外部阻力的情况下，由患者主动完成全部运动。当患者肌力有相当程度的恢复时，应鼓励患者主动进行身体活动。自主主动运动能显著促进肌肉、关节及神经系统功能的恢复，是运动训练的主要组成部分。

辅助主动运动是指患者在外力的辅助下主动用力完成的运动形式。辅助主动运动是从被动运动向主动运动过渡的一个中间阶段。辅助主动运动以患者主动用力为主，应给予患者完成运动必要的助力，以免出现运动替代，助力常施加于运动的始末部分。辅助主动运动常用于肌力较弱、不能独立完成自主动作，或身体虚弱、疼痛，以及自主主动运动有困难的患者。

抗阻主动运动是患者克服在运动训练过程中由康复治疗师施加的徒手性阻力或运动器械（如沙袋、哑铃、拉力器等）造成的阻力所进行的主动运动。抗阻主动运动能有效地增强肌力，促进肌力恢复，常用于瘫痪或创伤后肌力的恢复和功能训练。

（二）被动运动

被动运动时，患者完全不用力，肌纤维不收缩，肢体处于放松状态，完全借助外力完成整个运动过程，以实现康复治疗的目的。被动运动的康复治疗作用主要是：预防软组织挛缩和粘连形成，恢复软组织弹性，保持肌纤维休息状态时的长度，牵拉缩短的肌纤维，刺激肢体屈伸反射，施加本体刺激感，为主动运动发生做好准备。被动运动多适用于肢体瘫痪或肌力极弱的情况，这时患者无法利用自己的力量完成运动，需要借助外来动力的帮助。例如，下肢关节手术患者早期要进行持续的被动运动。

（三）牵张运动

牵张运动是采用被动或主动的离心或向心的运动方法，对身体局部进行强力牵张的活动。被动牵张时，牵引力由康复治疗师或器械提供；主动牵张时，牵引力由拮抗肌群的收缩来提供。牵张运动主要适用于软组织病变所致的关节挛缩，以及治疗组织压迫性疾患，可以缓解疼痛。牵张运动也可以针对某些肌群进行，为提高其收缩能力，在该肌群收缩前，先进行牵张运动。

三、运动治疗的作用

运动治疗在对机体产生良好的生理功能作用的同时，也可以对某些疾病的治疗产生有益作用。这些作用包括运动的局部作用与全身影响，通常包括以下方面。

（一）维持和改善运动器官的形态与功能

运动治疗可以促进全身血液循环，增加肌群的血液供应，提高和增强肌群的力量与耐力，改善或提高身体平衡和协调能力；促进关节滑液的分泌，牵伸挛缩或粘连的软组织，保持和扩大关节活动范围；改善骨的结构，预防和延缓骨质疏松症。

（二）增强心肺功能

运动治疗可以提高肌群的摄氧能力，改善平滑肌张力，调节血管的收缩舒张功能，改善心肺功能，还可以增强心肌收缩力，提高心率、心输出量，调节血压，降低血管阻力，促进静脉血液回流等。运动治疗对人体呼吸系统的影响也是显著的，可以改善身体的气体交换功能，提高最大摄氧量。

（三）促进代偿功能的形成与发展

运动治疗有利于促进患者运动功能重建，发展代偿能力，补偿丧失的功能。这类运动治疗有很多，如针对偏瘫、截瘫等患者的某些专项治疗性运动的训练，学习、作业治疗以及日常生活活动能力的训练等。

（四）其他方面

运动治疗还有很多作用，如提高神经系统的调节能力，改善糖、脂肪代谢，促进骨代谢，增强免疫系统的功能，改善患者的精神面貌、心理状态等。

💡 本节自测题

1. 运动治疗的分类有哪些？
2. 常用的运动治疗方式有哪些？

第三章

教育适应期的运动康复

◆ 学习目标

通过本章的学习，了解吸毒人员的常见疾病，熟悉教育适应期戒毒人员的基本情况，掌握教育适应期运用运动康复的基本方法。

◆ 重点提示

在戒毒人员的教育适应期运用适宜的运动康复方法是学习的重点。

◆ 引言

生理脱毒期治疗是整个毒品成瘾治疗程序的第一步。此阶段时间为7~15天，这一时期的重点是以医学治疗为主，完成急性生理脱毒。戒毒人员在完成生理脱毒并通过转区流转评估后，应当在教育适应期接受不少于1个月的入所适应性教育，对戒毒人员进行严格的行为规范训练，开展以吸毒危害、所规队纪、权利义务、戒毒流程常识等为主要内容的入所教育，使戒毒人员逐步适应强制隔离戒毒场所的环境和管理。在教育适应期对戒毒人员进行适应性康复训练，使其通过基础的康复体能训练和心理自我调节的方法，让生理基本脱毒、身体机能初步康复、稽延性身体和心理戒断症状得到初步缓解。教育适应期满后，应对戒毒人员进行考核评估，考核评估合格后，方可进入康复巩固期管理。

第一节　吸毒人员的常见疾病

　　毒品成瘾治疗是一个较长时间的治疗过程，意在利用各种条件，解决吸毒人员心理行为障碍，提高其生活能力，使之最终摆脱毒品，适应社会生活，而不是简单地打破他们与毒品的联系。一方面，要促使吸毒人员降低对戒毒环境的抵触，减少戒毒过程中的孤独、苦闷；另一方面，要使吸毒人员完成自我认知、自我接纳的过程。

　　不同的毒品进入人体体内，会对人体产生不同的毒副反应及戒断症状，对吸毒人员的健康造成直接而严重的损害。吸毒人员进入强制隔离戒毒所后，脱离了毒品，身体的种种不适应就表现出来，呈现出不同的戒断症状。毒品对人体的毒副反应主要表现在对消化系统、呼吸系统、心血管系统、神经系统和免疫系统等方面的损害上。

一、消化系统类疾病

　　长期吸食毒品，将会严重损害人体的消化系统，导致一系列消化道疾病。其中消化不良居吸毒并发症的首位。

（一）对消化道黏膜的腐蚀性

　　社会上非法倒卖的毒品质地粗糙，杂质含量高，对消化道黏膜有腐蚀性，会引起口腔黏膜干裂、溃疡，牙齿发黄、变脆、脱落，消化道黏膜糜烂、溃疡难以愈合等病理性改变。

（二）抑制消化腺分泌，抑制食欲，导致营养不良

　　绝大多数毒品有抑制消化腺分泌和抑制食欲的作用。因毒品抑制消化

腺分泌，致使消化液分泌不足，影响食物消化吸收，吸食者常出现胃痛、呕吐、腹泻、脱水、便秘等症状，进而导致体重锐减、体内酸碱失衡、人体必需维生素和矿物质缺乏，造成营养不良，免疫力下降，身体极度虚弱。毒品的抑制食欲作用，使人进食量减少，导致身体消瘦，愈发加重了营养不良。

（三）兴奋胃肠道平滑肌，减缓胃肠蠕动，导致便秘

部分毒品如海洛因，可提高胃肠道平滑肌和括约肌的张力，使胃肠蠕动减慢，食物在胃肠道的消化、输送减慢，食物残渣在体内存留过久，水分过度吸收，加上海洛因的中枢抑制作用可使便意减弱，两种因素共同作用，会使吸食者产生严重的便秘。这种便秘非常顽固，成为令吸毒者苦恼的痼疾，有时吸毒者每隔一周或十余天，甚至十余周才大便一次，且便血非常常见。胃肠蠕动减慢还可引起肠梗阻，严重时可导致意外中毒死亡。

（四）可导致肝炎

根据长期观察，毒品对肝脏的损害主要有病毒性肝炎和中毒性肝炎两种。其中病毒性肝炎以乙型肝炎为主，一般认为该类肝炎是由于共用被污染的注射器所致。而中毒性肝炎则是毒品直接对肝脏造成损害的后果，如海洛因易引起慢性肝功能损害，这可能与海洛因对肝脏的直接毒性作用有关，而冰毒、摇头丸等毒品能损害肝实质，导致脂肪肝、肝坏死。肝炎在吸毒者中广泛流行。有研究对 70 名吸毒者在封闭条件下进行了为期半年的观察，发现有 53 人至少有一项或多项肝功能化验结果异常。

二、呼吸系统类疾病

吸毒者大多数营养不良，体质较弱，免疫能力低下，所以很容易感染呼吸系统疾病，病情严重时甚至可能因呼吸衰竭而死亡。吸毒者最常见的

呼吸系统疾病有咽炎、支气管炎、哮喘、肺炎、肺水肿、气胸、肺结核、阻塞性肺气肿、鼻黏膜溃疡、肺癌等。不同的吸毒方式，造成的呼吸系统损害会呈现不同的特点。

（一）鼻、咽、喉等上呼吸道疾病

这种疾病多发生在鼻吸、烫吸或者抽吸方式吸食毒品的吸毒者中。毒品烟雾对鼻腔、咽喉部位的直接刺激，会造成鼻黏膜发炎、充血或者萎缩，咽喉充血、肿胀，有的吸毒者悬雍垂发生肿大。其中咽炎是吸毒者中常见的呼吸系统疾病，此外还有鼻炎和鼻窦炎。如果炎症特别严重，还容易导致鼻中隔穿孔。

（二）气管、支气管等下呼吸道疾病

毒品中都含有大量的掺杂物，长期烫吸，掺杂物沉积于气管、支气管、细支气管，刺激气道黏膜出现炎性反应、慢性增生，致纤毛受损，气道功能下降，易继发细菌感染。

（三）肺部疾病

1. 肺部感染

零售的毒品中大都掺入了滑石粉、咖啡因、淀粉等粉状杂物，吸食后可引起肺颗粒性病变、肺纤维化、肺梗塞、肺气肿、肺结核等肺部感染，如金黄色葡萄球菌性肺炎、非葡萄球菌性肺炎、肺结核等。这些吸毒者的肺部感染被发现时往往症状都很重。如长期吸食海洛因的患者，因海洛因具有镇咳作用，当其肺部病变时，一般并无明显咳嗽等表现，易掩盖病情，往往临床上发现吸毒者有肺部感染时，病情已经十分严重。而肺结核在吸毒人群中高发并不是吸毒本身造成的，而是由营养不良、免疫力低下、经济条件受限等原因造成的。

2. 特异性肺部疾病

特异性肺部疾病是指由特定种类的毒品导致的肺部疾病。如海洛因吸食过量可以导致海洛因性肺水肿，这种疾病发病快，如果不及时救治，患者很容易有生命危险。海洛因导致的特异性肺部疾病主要症状表现为：昏迷、呼吸抑制、瞳孔缩小，肺部听诊时可以听到水泡音、哮鸣音，有些患者还会出现房颤症状。从胸片中可以发现双肺有大小不同的浸润阴影，主要沿肺泡分布，有的则融合成片。长期吸入海洛因烟雾还可影响肺泡表面活性，使肺泡表面张力改变，出现肺泡不张或萎陷。而可卡因则会导致剧烈的胸部疼痛和呼吸困难，还会引起肺炎、肺水肿、肺间隔积气、气胸、气心包和肺泡出血等症状，还有可能引起休克肺。可卡因导致的特异性肺部疾病主要症状表现为剧烈的胸部疼痛、呼吸困难、高热和缺氧，但在胸片上找不到任何肺炎的征象，使用抗炎药会得到一定程度的缓解。

3. 肺癌

长年累月地吸食香烟可能会导致肺癌。研究发现，长时间吸食大麻、可卡因同样可以导致肺癌。

三、心血管系统类疾病

很多毒品可以对心血管系统产生直接毒性，具体表现与不同毒品的药理作用有关，也与不同的吸毒方式有关。毒品对心血管系统的影响主要体现在以下两方面。

（一）对血管的毒性作用

因注射时消毒不严，且部分毒品含有大量细菌及杂质，注射扎毒可引起局部动脉栓塞、静脉炎、坏死性血管炎和霉菌性动脉瘤等。吸毒引起的周围血管疾病有很多，现简单介绍几种。

1. 血栓性静脉炎

静脉注射是大多数吸毒者使用的方式，因而感染血栓性静脉炎的吸毒者非常多。注射部位一般从手背静脉开始，逐步向近心端大静脉发展。在手部小静脉注射毒品，易引起药物外漏，造成筋膜腔感染，这种感染位置较深，容易扩散，常难以治疗。如果反复注射同一区域，容易导致注射部位静脉闭锁硬变，病变静脉呈"铁丝"状分布，这被称为"海洛因性铁丝样静脉炎"。

2. 动脉病变

近年来有些吸毒者为追求一种特殊感觉（如"手部旅行"或"闪电感"），采用动脉注射方式，即从臂动脉或桡动脉注入海洛因，从而瞬间引起该动脉分布部位出现一种通电样、烧灼样的异常感觉，继而出现充血样潮红，并很快转为动脉痉挛，出现缺血症状。动脉扎毒还有一个可怕的并发症常在吸毒晚期出现，这就是动脉瘤。

3. 栓塞

吸毒引起的动、静脉栓塞主要是由毒品中所含杂物引起的。市面零售毒品大多混杂有滑石粉、淀粉、苏打、奎宁等，吸毒者静脉扎毒时如果未做消毒处理和过滤，这些杂质便会进入人体血管，形成栓子。栓子随着血液游行，游行到管腔窄小的血管处，就会引发栓塞，之后在栓塞的基础上形成新的大的栓塞并引起继发感染，常致使该处动脉发生阻塞，使所供区域的组织缺血、坏死。如果栓子游行到肺部窄小血管，则会引发肺栓塞；如果栓子游行到脑部、心脏的窄小血管，可能引发致命的脑栓塞、心肌梗塞。栓塞部位不同，症状不同。肺栓塞的临床表现有咳嗽、胸痛、呼吸困难、晕厥，甚至死亡。

（二）对心脏的毒性作用

长期吸食毒品会降低心脏功能，导致心脏多重损伤。

1. 心律失常

很多毒品都可引起心律失常，其中可卡因引起心律失常最为常见。注射可卡因者短期内即会出现心动过速、心动过缓、室性期前收缩、室性心动过速、心室颤动及心肌收缩不全等。而55%的海洛因成瘾者在吸毒后24小时内有异常心电图表现，常见的症状有心脏传导阻滞、去极化及复极化异常、心动过缓、心律不齐。有人做过相关研究，发现45例吸食海洛因的患者中，有超过50%的人心电图不正常；在50例多药滥用者中，全部均有心电图异常。其原因是海洛因中常掺有奎宁，奎宁可引起各种心律失常。另外，苯丙胺类毒品也可引起心律失常。吸毒者如果滥用药物再加上大量饮酒，则可能引起阵发性心律失常，甚至因心力衰竭而死亡。

2. 心肌病

吸毒可导致心肌病，常见的有缺血性心肌病和中毒性心肌病两种。因吸毒者长期处于营养不良状态，且毒品中掺杂许多有污染性的物质，这使吸毒者的心肌组织容易发生营养障碍和萎缩，导致肌纤维的病理性增生，从而导致缺血性心肌病。临床上患者常见心前区闷痛、心悸、出汗，如果长期持续性心肌缺血则会引起"心肌冬眠"，出现心力衰竭症状。而中毒性心肌病多见于多药滥用的吸毒者，有的毒品会引起左室肥大。

3. 感染性心内膜炎

在毒品对循环系统的所有影响中，最受重视的是感染性心内膜炎。因吸毒者注射毒品时消毒不严，且所用的毒品含有大量细菌和杂质，注射用毒后可能导致心脏内膜和血管内壁黏膜直接受损，形成炎性赘生物和感染病灶。在吸毒者免疫功能低下、所感染的病菌毒力较强时，赘生物发生脱落，引起栓塞。如果引起的是大动脉栓塞，便会迅速发展为充血性心力衰竭，可直接导致死亡。

四、神经系统类疾病

毒品对中枢神经系统和周围神经系统都有很大的损害，其中对中枢神经系统影响更大。因各种毒品直接发挥作用的部位大多集中在脑部，长期反复吸毒，对中枢神经系统是一种恶性刺激，会产生直接毒性作用，导致神经细胞或组织不可逆的病理性改变。其中以阿片类、巴比妥类和甲基苯胺类毒品危害最大，尤其是海洛因这类硬性毒品。有研究表明，海洛因可能引起大脑神经元先兴奋后死亡，还可引起脊髓灰质坏死。临床表现为初起时类似神经衰弱，如记忆力下降、智力受损、失眠、焦虑，后期严重时出现类似重症精神病一样的幻听，如凭空听见讲话声、流水声、鸣笛声等，或出现妄想，如无故怀疑配偶有外遇或有人迫害自己。人格改变更是多见，吸毒者可变得冷漠、残忍、过分冲动等。当吸毒者情绪偏激，出现幻觉、妄想后可能会做出极度偏激的行为，如对家人采取暴虐的行为，也可能对自己进行自伤、自残。

除了毒性作用，毒品进入人体后可使人产生异常的兴奋感，这种异常兴奋感使吸毒者出现渴求用药的强烈欲望，驱使吸毒者不顾一切地寻求和使用毒品，形成躯体依赖和精神依赖。即使经过脱毒治疗，在急性期戒断反应基本得到控制后，要完全恢复原有生理机能往往需要数月甚至数年的时间，更严重的是精神依赖很难消除，这是许多吸毒者反复进入脱毒—复吸—脱毒过程的原因，也是医药界尚未解决的世界性难题。如冰毒吸食者的精神依赖性极强，甚至是一次成瘾，已成为目前国际上危害极大的毒品之一。吸食冰毒后会产生强烈的生理兴奋，吸食成瘾者还会出现精神障碍，表现出妄想、好斗等特征。K粉一般人只要足量接触两三次即可上瘾，会让人产生很强的依赖性，服用后会陷入意识与感觉分离的状态，出现神经中毒反应、幻觉和精神分裂症状，表现为头昏、精神错乱、过度兴奋、幻觉、幻视、幻听、运动功能障碍、抑郁以及出现怪异和危险行为，同时严重损害记忆和思维能力。摇头丸具有兴奋和致幻双重作用，吸食后，人的时间概念和认知会出现混乱，表现出超乎寻常的活跃，可整夜狂舞，不知疲劳。同时在幻觉作用下，吸毒者行为失控，并可诱发精神分裂症及急性心脑疾病。止咳水长期服用可形成心理依赖，其戒断症状类似海洛因毒品。吸食者往往最终转吸海洛因，才能满足毒瘾。滥用止咳水，可导致抽筋、神智失常、中毒性精神病、昏迷、心跳停止及因呼吸停顿而窒息死亡。

五、免疫系统类疾病

研究表明，各类毒品都会不同程度地削弱机体的免疫功能。当机体出现免疫缺陷时，感染性疾病和肿瘤的发病率会上升，尤其是感染性疾病，即使应用抗生素也很难治愈。各种各样的感染是吸毒者发病和死亡的主要原因之一。临床发现海洛因依赖者中脑毛霉菌病、肾曲菌病的发病率较高，专家推测这是因为长期滥用海洛因，细胞免疫功能下降，促成了细胞内寄生病原体感染概率上升所致。据报道，海洛因依赖人群中艾滋病病毒（HIV）、乙型肝炎病毒（HBV）、丙型肝炎病毒（HCV）感染率明显增高与其免疫功能降低有着密切的关系。

六、各种传染性疾病

吸毒会增加感染各种传染性疾病的风险，不仅损害本人健康，还会造成肝炎、性病、艾滋病等疾病的传播，其中最严重的是艾滋病的感染和传播。长期滥用毒品，会导致吸食者感染各种肝炎疾病，最常见的就是乙型肝炎、丙型肝炎。专家介绍，临床上的肝炎患者，有非常多的一部分是由吸食毒品导致的，并且治愈起来非常困难，严重危害吸食者的身心健康。艾滋病就是获得性免疫缺陷综合征，是人类免疫缺陷病毒感染人体后，破坏人体的免疫功能而出现的一系列症状，患者最后通常因各种严重的感染或肿瘤而死亡。目前，全世界尚无有效手段治疗和控制艾滋病。艾滋病在吸毒者中传播广泛且迅速，这是因为静脉扎毒者通常共用针头针管，而且不经消毒就注射，使携带病毒的血液通过注射器从一个人体进入另外一个人体内。特别是个别吸毒妇女，为了获得购买毒品的金钱，不得不从事色情行业，而成为各种性病和艾滋病的高危易感人群和重要感染源。

七、对性功能的损害

长期吸食毒品易造成性功能损害。如青少年时期吸食海洛因可抑制生殖系统发育，成年人吸食海洛因则会导致生殖系统的退化。毒品之恶在于使人产生亢奋、性冲动之后便遭受机体脏器功能的下降。吸毒初期，由于药物刺激，吸毒者感到精神焕发，充满愉悦的想象，感到性欲似乎增强了。有些人吸食海洛因就是误以为此物可增强性欲和性交能力。殊不知这是一种病态，待生理依赖性出现后，无论男女，都会性欲减退或性欲消失，且吸食时间越长，量越大，越会造成不可逆的性功能损害。男性多表现为阳痿、早泄、射精困难等性功能障碍，女性多表现为闭经、痛经、停止排卵、性欲缺乏和不孕等。吸毒孕妇分娩的婴儿死亡率高。调查发现，对于成瘾性不强的吸食者，停止吸毒后，性功能是可能逐步恢复的，所以，吸毒人员尽早进行脱毒治疗是可以挽救性功能的。

💡 本节自测题

吸毒人员的常见疾病有哪些？

第二节　运动康复的前期准备

运动康复的前期准备主要是了解患者教育适应期的身体状况。

（一）调阅、补充生理脱毒期戒毒学员个人档案

在生理脱毒期必须建立详细的戒毒学员档案，为开展有针对性的身体康复训练提供重要的依据。个人档案包括戒毒学员的基本情况、身体健康状况、参与体育活动的情况和对体育活动的认知等信息。

开始教育适应期运动康复前，须对戒毒学员进行体质测试，包括基本检查、一般检查和机能检查，主要了解与戒毒学员身体训练密切相关的训练系统，如心血管系统、呼吸系统和神经系统等的功能情况，了解戒毒学员的基本体质和体能状况，通过分析其结果制定一套针对性较强的体能康复模式或方案，并将测试结果作为下一阶段运动康复训练效果的参照。

（二）心血管系统的检查

心血管系统的形态和功能受毒品危害的表现比较明显，如血栓闭塞性脉管炎、心内膜炎、心律不齐、左室肥大等。该系统的检查对制订戒毒学员的康复训练计划起决定性作用。

1. 脉搏检查

脉搏检查是心血管系统检查中的重要内容，测量脉搏是一个不可缺少的检查项目。中医更将切脉作为诊治疾病的主要方法。

脉搏检查的部位一般常为桡动脉，如不能检查桡动脉，可检查颞浅动脉（耳前）、颈动脉、足背动脉等。

脉搏检查的方法如下：受检者手掌平置向上，医生用食、中、无名指指尖按于受检者手掌大拇指根部的桡侧近手腕处（那儿有骨检头结节隆

起，就挨着隆起的手掌面，可以摸到动脉搏动，这就是桡动脉）。注意两侧桡动脉脉搏的强弱和节奏。一般情况下，两侧脉搏差异很小。检查脉搏时，应注意脉搏的速率、节律、紧张度、强弱或大小、形态及动脉壁的情况。

脉搏速率一般称脉率，正常成人安静时，男性为 60～90 次/分，女性为 70～100 次/分，老年人偏慢。脉搏日间较快，睡眠时较慢。进行体力活动时、饭后、精神兴奋时可增快。

正常的脉搏节律是规则的，与心律一致。正常儿童、青年和一部分成人也可出现呼吸性窦性心律不齐，表现为吸气时脉搏增快，呼气时减慢。各种心律失常，如心动过速、心动过缓或心律不齐，在脉搏上都能反映出来。

触诊手指压迫血管直至完全遮盖脉搏，此时所用的压力大小即表示脉搏的紧张度，它与动脉内的收缩期血压高低有关。高血压、动脉硬化时，触诊所需的压力大，即紧张度大，称为硬脉。心力衰竭、贫血时，触诊所用的压力小，即紧张度小，称为软脉。此外，紧张度亦随性别、年龄而略有不同。

脉搏的强弱或大小与左心室每搏射血量及射血速度、末梢血管的阻力及动脉壁的弹性有关，即与动脉的充盈度及脉压大小有关。

2. 血压

血压是指血液在血管内流动时作用于单位面积血管壁的侧压力，它是推动血液在血管内流动的动力。血管分动脉、毛细血管和静脉，所以对应有动脉血压、毛细血管压和静脉血压。通常所说的血压是指体循环的动脉血压，代表周身循环的血压。血管舒张时，血压下降；血管收缩时，血压升高。心室收缩时，动脉内压力最高，称收缩压；心室舒张时，动脉内压力逐渐下降到最低，称舒张压。收缩压与舒张压之差，称为脉压差，正常脉压差为 30～40 mmHg。血压的高低主要取决于外周血管阻力、大动脉壁的弹性、每搏输出量、心肌收缩力、循环血量与血管容量。

目前，临床上测量血压均采用间接的方法，即用血压计来测量，常用的血压计有汞柱式血压计和电子血压计两种，如图 3-1 和图 3-2 所示。

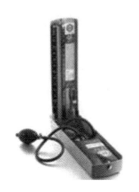

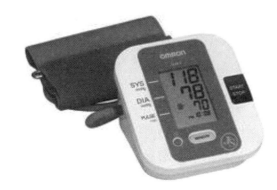

图 3-1　汞柱式血压计　　　　　　　图 3-2　电子血压计

成人正常血压的范围为：收缩压（高压）为 90～139 mmHg，舒张压（低压）为 60～89 mmHg。如果收缩压≥140 mmHg 或舒张压≥90 mm-Hg，即为高血压。高血压可分为单纯收缩压增高、收缩压舒张压均增高和单纯舒张压增高三种类型。40 岁以后收缩压可随年龄的增长而升高。青少年的血压正常值为收缩压 90～120 mmHg，舒张压 60～80 mmHg。当收缩压超过 130 mmHg，舒张压超过 90 mmHg 时，应做进一步检查（高血压除外）。少年性高血压常表现为收缩压升高，可达 160 mmHg，一般舒张压不高。

测量血压时注意事项如下。① 测量血压应在安静环境中进行。② 受试者在测血压时应脱去衣袖，以免袖口过紧阻碍血压循环。③ 打气时不宜太快，以防水银柱喷出管外；放气时不可太快，以免血压读得不准。④ 重复测量血压时，应让水银柱回到零位后再测，以防静脉回流不畅。

（三）呼吸系统的检查

任何方式的吸毒对呼吸系统都会造成损害，诱发各种呼吸道疾病，如鼻炎、咽炎、肺炎、肺泡出血、哮喘、海洛因性肺水肿、肺栓塞等。呼吸系统的检查主要包括以下几方面。

第一，多次肺活量测定。间隔 30 秒，连续测定肺活量 3～5 次。当呼吸功能良好时，各次肺活量的数值不变或稍上升；当呼吸功能不良时，各次肺活量的数值逐渐降低。

第二，呼吸肌力测定。利用装有水银的 U 形管，可测定呼吸肌力，应在受试者用最大力量吸气和呼气时分别测定。呼气时，健康成人男子为 60～100 mmHg，女子为 40～80 mmHg；吸气时，男子为 50～80 mmHg，女子为 40～70 mmHg。运动员比一般人数值大。

第三，屏息试验。一般健康男子吸气后屏息时间为 35～45 秒，呼气后屏气时间为 20～30 秒；女子吸气后屏息时间为 25～30 秒，呼气后屏气时间为 15～25 秒。屏息试验可作为评定受试者耐受低氧能力的简易指标。屏息时间越长，说明对缺氧的耐受力和碱储备水平越高，呼吸系统机能越好。

（四）神经系统检查

吸食毒品常引起神经系统功能紊乱，如交感神经兴奋性过强或过弱、中枢神经兴奋性增强等。神经系统检查是为了判断神经系统有无损害及损害的部位和程度如何，即解决病变的"定位"诊断。该检查包括一般检查、颅神经检查和运动功能检查。操作时应按一定顺序进行，并注意和一般体检结合。一般检查做完之后，通常先查颅神经功能，然后依次查上肢和下肢的运动系统功能，最后查感觉和植物神经系统功能。检查亦应根据患者的病史和检查者的初步观察有所侧重，在对危重伤病员进行检查时，这一点更为重要。此外，意识、失语、失用、失认等大脑皮层功能障碍，也属于神经系统检查的范畴。

一般检查是指通过与患者交谈并观察患者对外界的刺激做出的反应而进行评价。评价包括清醒状态、嗜睡状态、意识模糊、昏睡状态、浅昏迷、深昏迷、谵妄共 7 个等级。

机体对内在或外在刺激做出的有规律的反应就是反射，具体指人体皮肤、黏膜、肌腱和内脏的感受器接受刺激后，将刺激冲动经传入神经传至中枢神经（脊髓或脑），中枢神经做出指令后再经传出神经将指令传达至远侧端相对应的效应器（组织器官），效应器做出相应的反射活动。反射是机体对刺激的规律性反应，反射活动的基础是反射弧。一个完整的反射弧包括感受器、传入神经、中枢神经、传出神经、效应器。当神经反射弧的任何部位发生病变或受损害时，正常反射即遭破坏而出现异常反应。

1. 神经反射

神经反射检查有神经损害定位的诊断意义。根据受刺激的部位，神经反射可分为浅反射、深反射和病理反射。

（1）腹壁反射。

腹壁反射即为浅反射，反射中枢在胸髓第 7～12 节，经肋间神经传导。

检查体位：被检查者呈仰卧位，双下肢屈膝并拢，放松腹部，如图 3-3 所示。

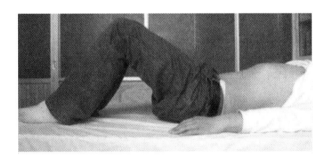

图 3-3　腹壁反射腹部检查体位

检查方法：检查者用钝针或木签分别在被检查者肋缘下（上腹，相当于胸髓第 7～8 节）、脐水平（中腹，相当于胸髓第 9～10 节）、腹股沟上（下腹，相当于胸髓第 11～12 节）等部位，由外向内轻划腹壁皮肤，查看腹壁肌肉收缩情况，如图 3-4 所示。

正常反应：侧腹肌收缩，脐孔向刺激侧偏移。

检查注意事项：充分暴露腹部，上自剑突，下至耻骨联合；检查时手法要轻柔，避免划伤皮肤；左右对照，仔细观察腹壁肌肉的收缩反应。

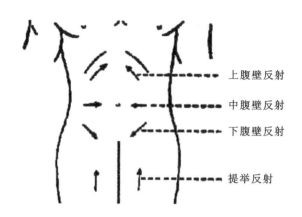

上腹壁反射

中腹壁反射

下腹壁反射

提举反射

图 3-4　腹壁反射检查方法

（2）膝反射。

膝反射即深反射，反射中枢在腰髓第 2～4 节，经股神经传导，

检查体位：被检查者呈仰卧位，检查者左手托起其双下肢，使膝关节弯曲呈 120°左右；或被检查者呈坐位，一侧下肢膝关节呈 90°弯曲，另一侧下肢架于其上，小腿自然悬垂。

检查方法：检查者用右手持叩诊锤，轻叩髌骨下方的股四头肌腱。

正常反应：股四头肌收缩，小腿伸展。

（3）跟腱反射。

跟腱反射，又称踝反射，也是深反射，反射中枢在骶髓第 1～2 节，经胫神经传导。

检查体位：被检查者呈仰卧位，髋关节、膝关节均微屈，下肢呈外旋外展位。

检查方法：检查者左手托住其足掌，轻向外上方用力，使足背屈呈直角，右手持叩诊锤叩击跟腱；或让被检查者双膝跪于椅上，双足悬于椅座外，用叩诊锤直接叩击跟腱。

正常反应：腓肠肌收缩，足向跖面弯曲。

（4）反射程度判别。

（一）反射消失；（＋）反射减弱，有肌肉收缩，但无相应的关节活动，为正常或病理状态；（＋＋）正常反射，有肌肉收缩和关节活动；（＋

＋＋）反射增强，为正常或病理状态；（＋＋＋＋）反射亢进，伴阵挛；（＋＋＋＋＋）反射亢进，伴持续性阵挛。

反射减弱或消失多见于脊髓反射弧部位的损伤，如周围神经炎、脊髓前角细胞病变（灰白质炎），脑或脊髓生理病变导致脑或脊髓休克（急性损伤）。此外，骨、关节、肌肉病变也可引起反射减弱或消失。另外，双侧腹壁反射减弱可见于老年人、孕产妇、急腹症、膀胱过度胀满、肥胖及腹壁松弛者，无病理意义。

反射亢进，多见于上神经元损害、锥体束病变（如脑溢血、脑栓塞及脑瘤等），因脊髓反射弧失去高级神经元制约而呈现释放现象。此外神经系统兴奋性普遍增高，如出现神经官能症、甲状腺功能亢进等时，也可出现双侧对称性反射亢进。

2. 植物神经系统的检查

除根据脉搏、血压、呼吸、出汗等一般检查情况了解植物神经功能外，还可做专门的体位试验和反射来评定植物神经系统的状态。

卧立位试验：受试者卧床休息2～3分钟后，数脉搏1分钟，然后缓慢站立起来，再数脉搏1分钟。正常反应为脉搏每分钟增加10～12次。当超过这个范围时，则表示交感神经兴奋性增强；而增加不足6次者，则说明交感神经兴奋性减弱。

立卧位试验：方法与卧立位试验相反，先测定受试者安静站立时的脉搏数，然后让受试者缓慢躺下，隔15秒钟后，再测其每分钟脉搏次数。正常时脉搏次数每分钟减慢10～12次。如果超过这个范围，则说明副交感神经兴奋性增强。

3. 皮肤划痕试验

用钝头竹签在胸部皮肤上适度加压3～5条划线，刺激皮肤血管的植物神经末梢，再观察出现的反应。当划线后，皮肤表面出现白色痕纹并高出皮面，后逐渐变红，属正常反应。若白色痕纹持续较久，如持续5分钟以上，则提示交感神经兴奋性增强；如果划线后立即出现红色痕纹，持续时间较久，如数十秒钟以上，且痕纹宽且隆起，则提示副交感神经兴奋性增强或交感神经麻痹。

4. 机能检查与评定

安静时人体内脏器官的活动不甚强烈，机能变化不易显示出来。进行体力活动时，各器官活动加强，尤其是心血管系统的机能明显加强，如心跳加快、血压升高。因此，机能检查可以反映内脏器官的机能水平。一般常用的有心血管系统和呼吸系统的机能检查。下面主要介绍心血管系统检查时常用的训练负荷试验。

训练负荷试验可诊断心血管系统功能，从而评定训练员训练程度并及早发现过度疲劳。训练负荷的选择主要有定量负荷和极限负荷两类。定量负荷训练的负荷量便于比较，便于实施；而极限负荷试验主要是测试运动员对大强度负荷的适应能力。在这里我们着重介绍定量负荷试验。

（1）哈佛台阶试验。

该试验要求以一定的频率，上下一定高度的台阶，持续一定时间，然后根据登台阶结束后恢复期脉搏的变化来评定心血管功能。这是一种简易的定量训练试验方法。

试验方法及评定：受试者以 30 次/分的频率上台阶（一上一下为一次，台阶高 50.8 厘米或 42 厘米），持续时间 5 分钟或直至不能坚持为止；要求上的时侯双脚站在台阶中央，下时全脚掌着地，身体和膝充分伸直，不得跳跃和故意用力蹬踩，但允许换脚 1~2 次；中途连续 20 秒跟不上节奏即停止试验。试验结束后，受试者坐在椅子上休息，分别测恢复期第 2、3、4 分钟的前 30 秒脉搏，脉搏数分别记为 P_1、P_2、P_3。

哈佛台阶指数＝训练时间（150 秒）×100/（P_1＋P_2＋P_3）

指数评定标准：小于 55 为"差"，55~64 为"下"，65~79 为"中"，80~90 为"好"，大于 90 为"最好"。

注意事项：心功能不良者不宜进行该试验；测试当天不宜做剧烈运动；蹬踩时间必须超过 3 分钟，否则试验失败；登台阶时要遵守正确的节奏；试验开始前可让受试者练习几次以便适应节奏；登上台阶时身体和膝关节要充分伸直，两脚可轮换上台阶，但不许跳跃；下台阶时勿用足尖站立；若受试者在中途如因疲劳不能完成 5 分钟运动，可中途停止，但要记录下运动的时间（D），此时哈佛台阶指数＝100D/5.5P＋0.22（300－D）。

由于 50.8 厘米或 42 厘米的高度对儿童、少年及老年人不合适，故人们提出了许多改良的哈佛台阶试验法，如采用 30、35、40 或 45 厘米的台阶，试验时间由 5 分钟减到 3 分钟。并且为了节省时间，利用哈佛指数表，只需在训练负荷结束后 1 分钟测一次 30 秒的脉搏数，然后根据实际完成训练时间直接查表得到指数。

因哈佛台阶指数存在缺陷，不能区分运动后心率依次递增、心率不变和依次递减三种状况，有人主张采用 d 值来区分心率恢复类型，将哈佛台阶指数公式修订为：$K = (1 - (\sum p - d) / \sum p) \times 100$。

其中，$\sum p$ 为运动后恢复期 1、2、3 分钟三个时段 30 秒心率之和，d 值为运动后恢复期 1/3 心率之差，K 为心功能指数。修订后的心功能指数公式优于原哈佛台阶指数公式，减少了信息的失真，结果更具科学性。修订后的指数评价标准如表 3-1 所示。

表 3-1　修订后的指数评价标准

指数评价	优	良	及格	不及格
男	＞54	53～46	45～40	＜39
女	＞52	51～44	43～25	＜24

（2）自行车训练试验。

该试验一般在自行车测功器上进行，通过骑速、阻力和时间可计算出功率。功率以千克·米/分或瓦/分表示。

常用的有以下几种方法。

Astrand 列线图法：男子从 600 千克·米/分开始骑车，女子从 300 千克·米/分开始，每隔 6 分钟增加 150 千克·米/分，靶心率 20～29 岁达 170 次/分，30～39 岁达 160 次/分，40～49 岁达 150 次/分。

PWC170：PWC 是 Physical Work Capacity 的缩写，表示身体做功能力。PWC170 指训练靶心率达到每分钟 170 次的稳定状态下，单位时间身体所做的功（千克·米），根据功率（千克·米/分）大小来评定身体机能。

PWC170 的直接测定较复杂，因此一般采用间接测定法。间接测定法的原理是，训练靶心率和功率在一定范围内（相当于心率为 120～180 次/分）呈直线相关。根据这种关系，让受试者完成两次不同功率的负荷，要求第一次负荷使心率超过 110 次/分，第二次负荷使心率尽可能接近 170 次/分。通过已知负荷及完成两次负荷后的心率，就可以推算心率为 170 次/分时身体所做的功率（PWC170）了。

每次负荷时间为 3～5 分钟（以靶心率相对稳定为准，一般 3 分钟即可），两次负荷之间应休息 5 分钟。第一次负荷后心率宜在 120 次/分左右。第二次负荷心率可根据第一次负荷后心率来确定，以达到 170 次/分心率的负荷为宜。

5. 肌力检查

肌力检查是训练系统功能检查的基本内容之一，用以评价神经肌肉系统功能损害的范围及程度，并作为选择肌力练习方法和负荷量，以及评价训练效果的基础。当然，在实际的康复训练中也可以根据实际需要对其他身体机能的指标进行必要的检查与评定，并把它作为健康检查的一种重要形式和内容。

（1）手法检查与分级。

临床常用的肌力手法检查和分级方法是观察被检查者完成 K. W. Lovett 提出的标准测试动作的能力，并根据被检查者完成动作的能力进行分级。

零（O）、0 级：完全瘫痪，测不到肌肉收缩。

微（T）、1 级：仅有轻微收缩，但不引起运动，相当正常肌力的 10%。

差（P）、2级：肢体能在床上平移，但不能抬离床面，在减重状态下能做全幅训练，相当正常肌力的 25%。

尚可（F）、3级：肢体可以克服地心引力，抬离床面，但不能抗外加阻力，相当正常肌力的 50%。

尚好（G）、4级：能抗重力，抗较轻的阻力训练，相当正常肌力的 75%。

正常（N）、5级：能抗重力，抗充分的阻力训练，相当正常肌力的 100%。

手法检查虽然分级较粗略，评定时也带有测试者的主观成分等缺点，但只要能按照正确的解剖学、训练学知识和技术要点去操作，这种方法还是比较方便、可靠的。

（2）器械检查与分级。

握力：用握力计测得，每次测 3 次，取最大值计算。

背力：可以两种方法测得。① 拉力计测算。拉力计的握柄高度，应与被检查者的膝关节齐平。测定时，膝伸直，缓慢地用最大背伸力量上拉。注意避免骤然用力，这样易使背肌损伤。② 背肌等长耐力试验。被检查者呈俯卧位，两手抱头，脐以上部位在床沿外，由检查人员固定两下肢，脊柱使上体凌空呈水平位，计测能维持此姿势的最长时间。男子 30 秒以上为良好，15～30 秒为中等，15 秒以上为力弱；女子 20 秒以上为良好，10～20 秒为中等，10 秒以下为力弱。

腹壁肌力：用两种方法测得。① 仰卧起坐测试法。被检查者双手放于枕部，以均匀中等速度进行仰卧起坐运动。按所做次数多少，评定腹肌肌力。30 次以上为良好，15～30 次为中等，15 次以下为力弱。② 腹肌等长耐力试验。被检查者呈仰卧位，两下肢伸直并拢并抬高 45°，计测能维持此姿势的最长时间。男子 30 秒以上为良好，15～30 秒为中等，15 秒以下为力弱；女子 20 秒以上为良好，10～20 秒为中等，10 秒以下为力弱。

肩部肌力和上肢肌力：利用单杠做引体向上。年轻男子 10 次以上为优，6～9 次为良，3～5 次为中，2 次以下为力弱。手持哑铃（男子 5 千克，女子 2.5 千克）侧平举，计算静止用力的时间。25 秒以上为良好，15～25 秒为中等，15 秒以下为力弱。

关节活动范围：关节活动范围是指训练时关节活动的弧度（或转动的角度）。检测关节活动范围是评定训练系统功能状态的重要手段。各人关节活动范围大小不同，同一关节活动范围在主动训练和被动训练时也有差别。

关节活动范围测定可以运用量角器检查法，具体包括以下几种。① 通用量角器：由固定臂（附刻度盘）和活动臂组成，两臂的一端为活动轴，固定于量角器中心，两臂长度依用途而定，刻度一般为 0°～180° 或 0°～360°。② 指关节量角器：由两个半圆金属或塑料片（底片有 0°～180° 刻度）制成，两半圆片在量角器圆心处以轴固定，上一片随指关节活动而转动，其边缘处所指刻度为关节活动度。③ 方盘量角器：方盘量角器边长为 12 厘米左右，其后置一与相对两边垂直的把手，以方盘中心为圆心，绘大小适度的圆周刻度，把手左右刻度均为 0°～180°，圆心为轴铆接一重垂指针，方盘与地面垂直时，指针指于 0° 位。采用适当体位，使被检查者关节两端肢体处于同一平面上，固定一端肢体（一般为近心端）于水平或垂直位，方盘的一边紧贴于另一端肢体，方盘随肢体活动时不可有移动，指针所指角度随肢体活动而改变，此即关节活动度数。

（五）训练目标的制定

了解戒毒人员的基本体质和体能状况之后，通过分析其结果制定一套针对性较强的运动康复方案，并实行跟踪调查和检测，立体式执行、进行性整改，逐步实现患者机体功能康复。

戒毒学员体质状况调查结果显示，生理脱毒期，其包括肺活量测定、卧立位试验和哈佛台阶试验在内的各项指标与正常人比较仅存在一些差距，而之后教育适应期和康复巩固期中的某些时间段内，这几项指标却有所下降。出现这一现象的原因可能是毒品对呼吸系统、心血管系统和神经系统的兴奋性刺激作用会持续一段时间，表现出"假象性"升高。

💡 本节自测题

1. 哈佛台阶试验的内容是什么？
2. 试进行哈佛台阶试验的实践检测。

第三节　教育适应期适宜的运动

针对戒毒人员在教育适应期的生理特点，我们对戒毒人员开展以有氧运动为主的体能康复训练。因为处于教育适应期的戒毒人员身体状况较差，不适宜进行剧烈运动，所以我们通常让其通过唱歌训练、徒手操、队列队形训练等较为平和的运动来进行康复训练。

一、唱歌训练

（一）训练目的

唱歌训练的时间点，一般选择开饭前、集合站队、集体活动或队列行进过程中。通过让戒毒人员进行唱歌训练，可以振奋他们的精神、激发他们的生活热情、保持其乐观情绪，进而鼓励他们彻底与毒品决裂，重塑自我。

（二）主要内容

每个时间点可以选择不同的歌曲进行训练。例如集体宣传教育或者做好人好事时，唱《学习雷锋好榜样》《没有共产党就没有新中国》《义勇军进行曲》《社会主义好》《歌唱祖国》等红歌；做劳动生产集合前，唱《安全生产歌》《团结就是力量》等；在做思想工作或感恩教育时，唱《从头再来》《感恩的心》等歌曲，使他们的心灵得到洗礼，健康的人格与心理得以回归。

二、徒手操

徒手操可以选择容易学习的广播体操，如第八套广播体操或第九套广播体操等，每天上午、下午各进行一次，它们是由简单的徒手动作组成的。我们以"科学简便、普及实用、因地制宜、健身趣味"为原则，在保持传统广播体操特点的同时，引入了武术、踢毽、游泳、保龄球及现代舞等时尚运动的基本动作，突出了"健康、欢乐、时代"的风格。

第九套广播体操做法如下。

预备节：原地踏步（8拍×2）。

第一节：伸展运动（8拍×4）。

第二节：扩胸运动（8拍×4）。

第三节：踢腿运动（8拍×4）。

第四节：体侧运动（8拍×4）。

第五节：体转运动（8拍×4）。

第六节：全身运动（8拍×4）。

第七节：跳跃运动（8拍×4）。

第八节：整理运动（8拍×2）。

深呼吸（8拍×1）。

动作路线及讲解如下。

预备节：原地踏步（8拍×2）。

预备姿势，两脚立正，手臂垂直于体侧，抬头挺胸，眼看前方。口令至原地踏步时，半握拳。

第一拍，左脚向下踏步，右腿抬起，膝盖向前，脚尖离地10～15厘米，同时，左臂前摆至身体中线，右臂后摆；第二拍与第一拍动作相同，方向相反。

第一节：伸展运动（8拍×4）。

第一拍，左脚向侧一步，与肩同宽，同时，两臂侧平举，头向左转90°。

第二拍，右脚并于左脚，同时半蹲，双臂屈于胸前，含胸低头。

第三拍，起立，同时手臂伸出至侧上举，同时抬头挺胸，眼看前上方。

第四拍，手臂落下，还原至体侧。

五至八拍，动作同一至四拍，方向相反。

第二节：扩胸运动（8拍×4）。

第一拍，左脚向前一步，同时手臂经前举扩胸至侧举，握拳，拳心向前。

第二拍，身体向右转90°，手臂经体前交叉，屈臂向后扩胸。

第三拍，身体向左转90°，同时，手臂经体前交叉，屈臂向后扩胸。

第四拍，左脚收回呈立正姿势，同时手臂经前举，还原至体侧。

五至八拍，动作同一至四拍，方向相反。

第三节：踢腿运动（8拍×4）。

第一拍，左腿向侧摆起45°，同时两臂侧平举，掌心向下。

第二拍，双腿并拢，屈膝半蹲，同时两臂还原至体侧。

第三拍，起立，同时左腿向后踢起，离地10～20厘米，同时两臂经前摆至侧上举，掌心相对。

第四拍，收手收脚，还原呈立正姿势。

五至八拍，动作同一至四拍，方向相反。

第四节：体侧运动（8拍×4）。

第一拍，左脚向侧一步比肩稍宽，同时左臂侧平举，掌心向下，右臂胸前平屈，掌心向下。

第二拍，下体保持第一拍的姿势，同时上体侧倾45°，左手叉腰，右手摆至上举，掌心向内。

第三拍，左腿并于右腿，同时屈膝半蹲，左臂上举，右臂贴于体侧。

第四拍，还原至立正姿势，同时左臂经侧还原至体侧。

五至八拍，动作同一至四拍，方向相反。

第五节：体转运动（8拍×4）。

第一拍，左腿向侧迈出，比肩稍宽，同时两臂侧平举，掌心向下。

第二拍，下体保持第一拍姿势，身体向左转90°，同时双手于胸前击掌两次。

第三拍，上体向右转180°，同时双臂伸直至侧上举，掌心向内。

第四拍，左脚还原呈立正姿势，同时身体转正，两臂经侧还原至体侧。

五至八拍，动作同一至四拍，方向相反。

第六节：全身运动（8拍×4）。

第一拍，左脚向左迈出，比肩稍宽，两臂经侧摆至上举交叉，掌心向前，抬头看手。

第二拍，身体前屈，双臂体前交叉，掌心向内，低头看手。

第三拍，收左脚，呈全蹲姿势，同时双手扶膝，肘关节向外，低头，眼看前下方。

第四拍，站起，呈立正姿势。

五至八拍，动作同一至四拍，方向相反。

第七节：跳跃运动（8拍×4）。

第一拍，跳跃，呈左脚在前的弓步，同时撑手叉腰，肘关节向外，虎口向上。

第二拍，跳跃，呈立正姿势。

第三拍，跳跃，呈右脚在前的弓步，同时撑手叉腰，肘关节向外，虎口向上。

第四拍，跳跃，呈立正姿势。

第五拍，跳跃，两脚开立，脚尖微微向外，膝盖向脚尖方向缓冲，同时两臂侧平举，掌心向下。

第六拍，跳跃，呈立正姿势。

第七八拍，动作同五六拍。

第八节：整理运动（8 拍×2）。

一至四拍，原地踏步四拍，第四拍还原至立正姿势。五六拍，左脚向侧迈出，比肩稍宽，手臂经侧摆起至侧上举，抬头 45°眼看前上方。七八拍，左脚收回，同时手臂经体侧还原，呈立正姿势。第二个八拍同第一个八拍动作，但方向相反。

徒手操会对戒毒人员产生一般强度的运动刺激，对增强其机体各关节的灵敏性，增强其上下肢肌肉群力量，促进其血液循环系统、呼吸系统和神经系统功能改善具有积极的作用，对戒毒人员身体状况的恢复有很大帮助。

三、队列队形练习

队列队形练习是军队和学校体育的重要组成部分，也是各项体能训练的基本组成部分，它既可以让戒毒人员亲身体验整齐化和严格正规的集体生活，也能让戒毒人员形成良好的身姿，纠正和克服诸如挺腹、含胸、歪头、斜肩等毛病，培养仪容严整、穿戴整洁的良好习惯，建立良好的时间观念、组织纪律观念、集体观念和讲求规范及雷厉风行的工作态度，促进队风队纪建设。通过队列队形练习，可以提高戒毒人员的组织纪律性和团队意识，为体能康复的顺利实施提供必要的保障。

队列队形练习是指学员按照一定的队形，做协同一致的动作，原则上应根据《中国人民解放军队列条令（试行）》进行。队列队形练习要运用多样化的教学手段，提高学员的学习兴趣及审美能力。可根据教学任务的需要，采用齐步、跑步、大步走、小步走、弓步走以及各种舞蹈步，把一些常规的队列练习稍加变化，使队形多变，重新组合，演化成许多有趣而又实用的练习，创造出美的教学情境。

队列队形的整体系统变化，必须遵循由易到难、由简到繁、先分散后综合、循序渐进的规律，这要求指挥员运用整体原理，按变化的系统结构组织教学，并根据学员认识基础的发展需要，把握队列教学的整体性和系统性，从而更好地促进学员运用系统方法逐步掌握队形变化的技能。

根据《中国人民解放军队列条令（试行）》规定和体操教学的需要，常用的队列队形练习一般有下列内容。

（一）队列练习

1. 原地队列练习

（1）稍息与立正。

口令：立正。

动作要领：两脚跟靠拢并齐，两脚尖向外分开约60°，两腿挺直，小腹微收，自然挺胸，上体正直，微向前倾，两肩要平，稍向后张，两臂自然下垂，手指并拢自然微屈，拇指尖贴于食指第二节，中指贴于裤缝，头要正、颈要直、口要闭、下颌微收，两眼向前平视。

要求：立正时，精神振奋，姿态端正。

口令：稍息。

动作要领：左脚顺脚尖方向伸出约全脚的三分之二，两腿自然伸直，上体保持立正姿势，身体重心大部分落于右脚（稍息过久，可自行换脚，换脚时先收回左脚再伸出右脚）。在学校体育课中，常用两脚左右开立的稍息方式。

要求：稍息时，精神振奋，姿态端正，态度严肃，表情自然。

（2）跨立。

口令：跨立。

动作要领：左脚向左跨出约一脚之长，两腿自然伸直，上体保持立正姿势，身体重心落于两脚之间；两手后背，左手握右手腕，右手手指并拢自然弯曲，手心向后。

要求：重心要稳，上体保持立正姿势。

（3）整齐与报数。

① 向右（左）看齐。

口令：向右（左）看——齐。

要领：基准学员不动，其他学员向右（左）转头，眼睛看右（左）邻学员腮部，前 4 名能通视基准学员，自第五名起，以能通视到本人以右（左）第 3 人为度。后列人员，先向前对正，后向右（左）看齐；看齐时，要以碎步调整，至对正、看齐后不动。学员左右间隔为 10 厘米。

② 向中看齐。

口令：以 X 为准，向中看——齐。

要领：当指挥员指定以 X 为准（或以第 X 名为准）时，基准学员答"到"，同时左手握拳高举，大臂前伸与肩略平，小臂垂直举起，拳心向右。听到"向中看——齐"的口令后，迅速将手放下，其他学员按照看齐的要领实施。

③ 向前看。

口令：向前——看。

动作要领：学员迅速将头转正，恢复立正姿势。

口令：向前看——齐。

要领：排头不动，其他学员向前对正，目视前边学员头的后部，彼此之间的距离通常为一臂之长。

要求：脚步移动要使用碎步，动作要快。

④ 报数。

口令：报数。

要领：横队从右至左（纵队由前向后）依次以短促洪亮的声音转头（纵队向左转头）报数，最后一名不转头。数列横队时，后列最后一名报"满伍"或"缺 X 名"。

指挥员如对报数有特殊要求时，应事先说明，如"1至3报数"，"1、3、5报数"等，学员即按要求及上述要领实施。

要求：声音短促洪亮，摆头迅速有力。

（4）集合。

① 横队集合。

口令：成 X 列横队——集合。

要领：指挥员应先发出"全体注意"的预告或信号，然后站在预定队形的中央前呈立正姿势，下达"成 X 列横队——集合"的口令。学员听到预告或信号，原地面向指挥员呈立正姿势；听到口令迅速跑向集合地点（在指挥员后侧的学员应从指挥员后侧绕过），基准学员站在指挥员左前方适当位置呈立正姿势，其他学员按顺序依次向左排列，站成要求队形，自行看齐。

② 纵队集合。

口令：成 X 路纵队——集合。

要领：同横队集合方法，基准学员要站在指挥员前方（多路纵队在右前方）适当位置，呈立正姿势，其他学员依次向后排列，自行对正。

（5）解散。

口令：解散。

要领：听到口令后迅速离开原队列位置。

（6）蹲下、起立。

口令：蹲下。

要领：右腿后退半步，前脚掌着地，臀部坐在右脚跟上（膝盖不着地），两脚分开约60°，手指自然并拢放在两膝上，上体保持正直；蹲下过久，可以自行换脚。

口令：起立。

要领：听到起立的口令，全身协力迅速起立，呈立正姿势。

要求：蹲下、起立时，身体重心要稳，动作协调。

（7）坐下、起立。

口令：坐下。

要领：左小腿在右小腿后交叉，迅速坐下，两手自然放在两膝上，上体保持正直。

口令：起立。

要领：听到起立的口令，全身协力迅速起立，呈立正姿势。

（8）三面转法。

① 向右（左）转。

口令：向右（左）——转。

要领：以右（左）脚跟为轴，右（左）脚跟和左（右）脚掌前部同时用力，使身体和脚一致向右（左）转90°，身体重心落在右（左）脚，左（右）脚取捷径迅速靠拢右（左）脚，呈立正姿势。转动和靠脚时，两腿挺直，上体保持立正姿势。

② 向后转。

口令：向后——转。

要领：按向右转的要领，向后转180°。

③ 半面向右（左）转。

口令：半面向右（左）——转。

要领：按向右（左）转的要领转45°。

2. 各种步法和立定

（1）齐步。

口令：齐步——走。

要领：左脚向正前方迈出约75厘米着地，身体重心前移，右脚照此法动作；上体正直微向前倾，手指轻轻握拢，拇指贴于食指第二节，两臂前后自然摆动，向前摆臂时，肘部弯曲，小臂自然向里合，手心向内稍向下，拇指根部对正衣扣线，并与最下方衣扣同高，距身体约25厘米；向后摆臂时，手臂自然伸直，手腕前裤侧距裤缝线约30厘米；行进速度为每分 116～122 步。

（2）正步。

口令：正步——走。

要领：左脚向正前方踢出（腿要绷直，脚尖下压，脚掌与地面平行，离地面约 25 厘米）约 75 厘米，下落时适当用力，使全脚掌着地，同时身体重心前移，右脚照此法动作；上体正直，微向前倾；手指轻轻握拢，拇指贴于食指第二节；向前摆臂时，肘部弯曲，小臂略呈水平，手心向内稍向下，手腕下沿摆到高于最下方衣扣的 10 厘米处，距身体约 10 厘米；向后摆臂时，手腕前侧距裤缝线约 30 厘米；行进速度为每分 110～116 步。

（3）跑步。

口令：跑步——走。

要领：听到预令，两手迅速握拳（四指卷握，拇指贴在食指第一关节和中指第二节上），提到腰际，约与腰带同高，拳心向内，肘部稍向里合；听到动令，上体微向前倾，两腿微弯，同时左脚利用右脚掌的蹬力跃出约 85 厘米，前脚掌先着地，身体重心前移，右脚照此法动作；两臂自然前后摆动，向前摆臂时，大臂略直，肘部贴于腰际，小臂略平，稍向里合，两拳内侧各距衣扣线约 5 厘米；向后摆臂时拳贴于腰际；行进速度为每分 170～180 步。

（4）便步。

口令：便步——走。

要领：用适当的步速、步幅行进，两臂自然摆动，上体保持良好姿态。

（5）踏步。

口令：踏步——走。

行进间口令：踏步。

要领：两脚在原地上下起落（抬起时，脚尖自然下垂，离地面约 15 厘米，落下时前脚掌先着地），上体保持正直，两臂按齐步或跑步摆臂的要领摆动；踏步时，听到"前进"的口令，继续踏两步，再换齐步或跑步行进。

（6）右（左）跨步。

口令：右（左）跨X步——走。

要领：上体保持正直，每跨一步并脚一次，其步幅约与肩同宽，跨到指定步数停下。

（7）向前或后退。

口令：向前X步——走或后退X步——走。

要领：向前移步时，应按单数步要领进行（双数步变为单数，向前一步时，用正步，不摆臂，向前三、五步时，按照齐步走的要领进行）；向后退时，从左脚开始，每退一步靠脚一次不摆臂，退到指定步数停止。

（8）立定。

口令；立——定。

要领：齐步和正步时，听到口令，左脚再向前大半步着地，两腿挺直，右脚取捷径迅速靠拢左脚，呈立正姿势；跑步时，听到口令，再跑两步，然后左脚向前大半步（两拳收于腰际，停止摆动）着地，右脚靠拢左脚，同时将手放下，呈立正姿势；踏步时，听到口令，左脚踏一步，右脚靠拢左脚，同时将手放下，呈立正姿势。

3. 步法变换

步法变换均从左脚开始，动令一般下在右脚。齐步、正步互换，听到口令，即换正步或齐步行进。齐步换跑步，听到预令，两手迅速握拳，提到腰际，两臂前后自然摆动；听到动令，即换跑步行进。跑步换齐步，听到口令继续向前跑两步，然后换齐步行进。

（1）齐步、跑步向右（左）转。

口令：向右（左）转——走。

要领：动令落在右（左）脚，听到口令，左（右）脚向前半步（跑步时，继续跑两步，再向前半步），脚尖向右（左）约45°，身体向右

（左）转 90°，左（右）脚不转动，同时出右（左）脚按原步法向新方向行进。

（2）齐步、跑步向后转。

口令：向后转——走。

要领：动令落在右脚，听到口令，左脚向右脚前迈出约半步（跑步时，继续跑两步，再向前半步），脚尖向右约 45°，以两脚的前脚掌为轴，向后转 180°，出左脚按原步法向新方向行进；转体时，保持行进时的节奏，两臂自然摆动，不得外张，两腿自然挺直，上体保持正直。

（二）队列变换、行进间队列变换

（1）分队走。

口令：分队——走。

要领：一路纵队沿场地中线行进，当行至接近场地边线中点时下达口令，听到口令，单数学员左转弯走，双数学员右转弯走，分成两个一路纵队沿左右边线行进，如图 3-5 所示。

（2）合队走。

口令：合队——走。

要领：两队在某边线中点相遇，听到口令，左路左转弯走，右路右转弯走，并依次插进，合成一队行进，如图 3-6 所示。

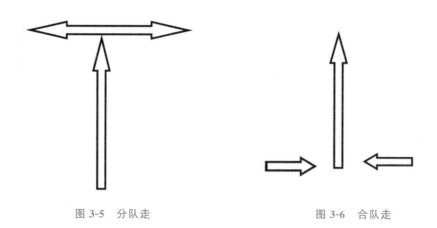

图 3-5　分队走　　　　　　　　图 3-6　合队走

（3）裂队走。

口令：裂队——走。

要领：二路纵队沿场地中线行进，接近边线中点时下达口令，听到口令，左路左转弯走，右路右转弯走，裂开为 2 个一路纵队左右绕场行进，如图 3-7 所示。

（4）并队走。

口令：并队——走。

要领：两队在某边线中点相遇，听到口令后左路右转弯走，右路左转弯走，并成一个二路纵队行进，如图 3-8 所示。

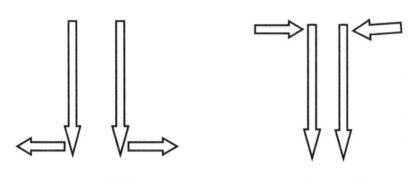

图 3-7　裂队走　　　　　　　　　　图 3-8　并队走

（5）一路纵队变多路纵队。

口令：成 X 路纵队，向左转——走。

要领：一路纵队行进，听到口令，根据要求的纵队数，前 X 名学员同时向左转走，后面跟进的学员，依次行进至同一地点，按规定路数同时向左转走，如图 3-9 所示。

（6）多路纵队变一路纵队。

口令：成一路纵队，向右转——走。

要领：听到口令，多路纵队的第一名学员同时向右转走，后面的学员依次行进至同一地点，同时向右转走，如图 3-10 所示。

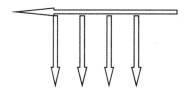

图 3-9　一路纵队变多路纵队

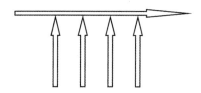

图 3-10　多路纵队变一路纵队

（7）散开。

口令：以 X 为基准，间隔两臂，距离两步跑步（或移步）——散开。

要领：基准学员不动，其余学员跑步（或移步）散开，自行对正。

（8）一列横队变二列横队及还原。

口令：成二列横队——走。

要领：变换前先报数，听到口令后，双数学员右脚向后退一步，左脚靠拢右脚，站到左侧单数学员身后，自行对正、看齐。

还原口令：成一列横队——走。

要领：听到口令后，双数（后列）学员左脚向左前跨一步，右脚靠拢左脚，站到（前列）单数学员左侧，自行看齐。

（9）一路纵队变二路纵队及还原。

口令：成二路纵队——走。

要领：变换前先报数，听到口令后，双数学员右脚向右前方跨一步，左脚向前一步，左脚向右脚靠拢，站到单数学员右侧，自行对正、看齐。在学校体育课教学中，一路纵队变二路纵队常用两拍完成。

还原口令：成一路纵队——走。

要领：听到口令后，双数学员右脚后退一步，左脚向左跨一步，右脚向左脚靠拢，站到单数学员之后，自行对正。

（10）一列横队变三列横队及还原。

口令：成三列横队——走。

要领：变换前，先1至3报数；听到口令，2数学员不动；1数学员左脚向左前方上一大步，右脚向左脚靠拢，站到2数学员前面；3数学员右脚向右后方退一大步，左脚向右脚靠拢，站到 2 数学员后面，自行对正、看齐。

还原口令：成一列横队——走。

要领：听到口令后，2 数学员不动；1 数学员右脚向右后方退一大步，左脚向右脚靠拢，站到 2 数学员右侧；3 数学员左脚向左前方上一大步，右脚向左脚靠拢，站到 1 数学员左侧，自行对正、看齐。

（11）二列横队变三列横队及还原。

口令：成三列横队——走。

要领：变换前，先 1 至 3 报数，然后第一列向前一步，取好距离；听到口令，1、3 数学员不动，前列 2 数学员右脚向右后方退一大步，左脚向右脚靠拢，站到两列 1 数学员之间；后列 2 数学员，左脚向左前方上一步，右脚向左脚靠拢，站到两列 3 数学员之间，自行对正、看齐。

还原口令：成二列横队——走。

要领：听到口令，一、三列学员不动，第二列单数学员，左脚向左前方上一大步，右脚向左脚靠拢站到前列学员左侧；双数学员右脚向右后方退一大步，左脚向右脚靠拢站到后列学员右侧，自行对正、看齐。

（12）一列横队变二路纵队及还原。

口令：向右成二路纵队——走。

要领：变换前先报数，听到口令，全体学员向右转，接着单数学员不动，双数学员按一路纵队变二路纵队的要领实施。

还原口令：向左成一列横队——走。

要领：听到口令后，全体向左转，接着单数（前列）学员不动，双数（后列）学员按二列横队变一列横队的要领实施。

（三）队列队形练习的组织方法

1. 组织队形

学员成四路纵队站在跑道线上。

学员集体听指挥员的口令进行队列队形练习，反复练习 2～3 次；指挥员对练习情况进行评价，讲解队形练习的动作方法，将学员分成两队，各队成一路纵队进行队形练习，学员听到哨声后带回，成四列横队站在跑道线上。

2. 基本要求

（1）动作正确、反应迅速、整齐一致、服从集体、听从指挥、精神饱满。

（2）指挥员在教学时，应先让学员了解和认识动作的特征，然后再采用分解与完整讲解和练习的方式进行教学。

（3）练习形式：集体练习、个人练习、结对练习、小组练习、分析错误动作。

（4）学员集体展示、小组展示。

（5）指挥员进行评价，对表现好的学员给予口头表扬。

（6）原地队列变换。

3. 放松部分

指挥员应当在练习间歇指导学员做游戏。指挥员首先要讲清游戏方法和要求，然后进行示范。可采用比赛的形式开始活动，比赛后指挥员进行评价，对优胜队给予奖励，对失败队给予鼓励。

要求：遵守游戏规则，认真练习，积极参与。

四、心理调适训练

戒毒人员刚进入强制隔离戒毒所，难免对新的环境感到适应困难，甚至会产生文化休克，同时由于远离亲人、脱离毒品，他们的身心会受到极大的影响，大部分戒毒人员都会感到失落、苦闷。针对这种情况，心理咨询师应积极开展心理健康教育，利用授课、讲座、宣传板报等形式普及心理健康知识，同时让戒毒人员通过六字诀、八段锦等来进行心理调适，以更快地适应戒毒生活。

（一）六字诀

六字诀是一种吐纳法。它是通过嘘、呵、呼、呬、吹、嘻六个字的不同发音口型，唇齿喉舌的不同用力，牵动脏腑经络气血的运行。六字诀对于疏通与调和相关脏腑的经络和气血有一定作用，对于冠心病、高血压（低血压）、肝炎、肠胃炎等慢性疾病也有一定的改善效果。

预备势：两足开立，与肩同宽，头正颈直，含胸拔背，松腰松胯，双膝微屈，全身放松，呼吸自然。

呼吸方法：顺腹式呼吸，先呼后吸，呼气时读字，同时提肛缩阴，重心移至足跟。

调息：每个字读六遍后，调息一次，稍事休息，恢复自然。

1. 嘘字功平肝气

嘘的口型为两唇微合，有横绷之力，舌尖向前并向内微缩，上下齿有微缝。呼气念嘘字，足大趾轻轻点地，两手自小腹前缓缓抬起，手背相对，经胁肋至与肩平，两臂如鸟张翼向上、向左右分开，手心斜向上。两眼反观内照，随呼气之势尽力瞪圆。屈臂，两手经面前、胸腹前缓缓下落，垂于体侧。再做第二次吐字。如此动作，六次为一遍，之后做一次调息。嘘字功可以缓解目疾、肝肿大、胸肋胀闷、食欲不振、两目干涩、头晕目眩等症状。

2. 呵字功补心气

呵的口型为半张，舌顶下齿，舌面下压。呼气时念呵字，足大趾轻轻点地，两手掌心向里由小腹前抬起，经体前至胸部两乳中间位置向外翻掌，上托至眼部。呼气尽吸气时，翻转手心向面，经面前、胸腹缓缓下落，垂于体侧，再做第二次吐字。如此动作，六次为一遍，之后做一次调息。呵气功对于心悸、心绞痛、失眠、健忘、盗汗、口舌糜烂、舌强等心经疾患有一定改善。

3. 呼字功养脾脏之气

呼的口型为撮口，如管状，舌向上微卷，用力前伸。呼气念呼字，足大趾轻轻点地，两手手心朝上，自小腹前抬起至脐部，左手外旋上托至头顶，同时右手内旋下按至小腹前。呼气尽吸气时，左臂内旋变为掌心向里，从面前下落，同时右臂回旋，掌心向里上穿，两手在胸前交叉，左手在外，右手在内，两手内旋下按至腹前，自然垂于体侧。再以同样要领，右手上托，左手下按，做第二次吐字。如此交替，六次为一遍，之后做一次调息。呼字功对于腹胀、腹泻、四肢疲乏、食欲不振、肌肉萎缩、皮肤水肿等脾经疾患有一定改善。

4. 呬字功补肺气

呬的口型为开唇叩齿，舌微顶下齿后。呼气念呬字，两手从小腹前抬起，逐渐转掌心向上，至与两乳平，两臂外旋，翻转手心向外呈立掌，指尖对喉，然后左右展臂宽胸推掌如鸟张翼。呼气尽，随吸气之势两臂自然下落垂于体侧，重复六次，之后调息。

5. 吹字功补肾气

吹的口型为撮口，嘴唇出音。呼气念吹字，足五趾抓地，足心空起，两臂自体侧提起，绕长强、肾俞向前画弧并经体前抬至与锁骨平，两臂撑圆如抱球，两手指尖相对。身体下蹲，两臂随之下落。呼气尽时两手落于膝盖上部，随吸气之势慢慢站起，两臂自然下落垂于身体两侧。共做六次，之后调息。吹字功对于腰膝酸软、盗汗遗精、阳痿、早泄、子宫虚寒等肾经疾患有一定改善。

6. 嘻字功理三焦

嘻的口型为两唇微启，舌稍后缩，舌尖向下，有喜笑自得之貌。呼气念嘻字，足四、五趾点地，两手自体侧抬起如捧物状，过腹至与两乳平，两臂外旋翻转，手心向外，并向头部托举，两手心转向上，指尖相对。吸气时五指分开，由头部循身体两侧缓缓落下并以意引气至足四趾端。重复六次，之后调息。嘻字功对于由三焦不畅引起的眩晕、耳鸣、喉痛、胸腹胀闷、小便不利等疾患有一定改善。

练习六字诀可以强化人体内部的组织机能，通过呼吸导引，充分诱发和调动脏腑的潜在能力来抵抗疾病的侵袭，防止过早衰老。

（二）八段锦

八段锦中的"锦"，意为动作舒展优美，如锦缎般优美、柔顺，又因为功法共为八段，每段一个动作，故得此名。八段锦早在宋代就已流传，当时是一种站式武术导引功法。此后在此基础上衍生出多种流派。大约在明代初期，出现了坐式八段锦，于是人们将站式八段锦称为"武八段锦"或"外八段锦"，而将坐式八段锦称为"文八段锦"或"内八段锦"。整套动作柔和连绵，平滑流畅；有松有紧，动静结合；气机流畅，骨正筋柔。八段锦是一种优秀的中国传统运动养生功法。它动作简单容易练习，且练习效果比较好。

坐式八段锦练法恬静，运动量小，适合起床或睡觉前锻炼。站式八段锦运动量中等，适合各种年龄、各种身体状况的人练习。

1. 坐式八段锦

（1）宁神静坐。

采用盘膝坐式，正头竖颈，两目平视，松肩虚腋，腰脊正直，两手轻握，置于小腹前的大腿根部。要求静坐 3～5 分钟。

（2）手抱昆仑。

牙齿轻叩二三十下，口水增多时即咽下，谓之"吞津"。随后将两手交叉，自身体前方缓缓向上，经头顶上方将两手掌心紧贴在枕骨处，手抱枕骨向前用力，同时枕骨后用力，使后头部肌肉产生一张一弛的运动。如此进行十几次。

（3）指敲玉枕。

以两手掩住双耳，两手的食指相对，贴于两侧的玉枕穴上，随即将食指搭于中指的指背上，然后将食指滑下，以食指的弹力缓缓地叩击玉枕穴，使两耳有咚咚之声。如此指敲玉枕穴十多次。

（4）微摆天柱。

头部略低，使头部肌肉保持相对紧张状态，将头向左右频频转动。如此一左一右地缓缓摆动天柱穴二十次左右。

（5）手摩精门。

做数次自然深呼吸后，闭息片刻，随后将两手搓热，以双手掌推摩两侧肾俞穴二十次左右。

（6）左右辘轳。

两手自腰部顺势移向前方，两脚平伸，手指分开，稍作弯曲，双手自肋部向上画弧如车轮形，像摇辘轳那样自后向前做数次运动，随后再按相反的方向自前向后做数次环形运动。

（7）托按攀足。

双手十指交叉，掌心向上，双手上托；稍停片刻，翻转掌心朝前，双手向前按推。稍作停顿，即松开交叉的双手，顺势做弯腰攀足的动作，用双手攀两足的涌泉穴，注意两膝关节不要弯曲。如此锻炼数次。

（8）任督运转。

正身端坐，鼓漱吞津，意守丹田，以意引导内气自中丹田沿任脉下行至会阴穴，接督脉沿脊柱上行，至督脉终结处再循任脉下行。

2. 站式八段锦

（1）双手托天理三焦。

自然直立，两脚平开，与肩同宽，含胸收腹，腰脊

站式八段锦

放松。头正两眼平视，口齿轻闭，宁神调息，气沉丹田。双手自体前缓缓举至头顶，转掌心向上，用力向上托举。托举数次后，双手转掌心朝下，沿体侧缓缓下落，回至腹前，还原。

（2）左右开弓似射雕。

自然直立，左脚向左侧横开一步，身体下蹲呈骑马步，双手虚环于体前，随后自胸前向上画弧提于与乳平高。右手向右拉至与右乳平高，与乳距约两拳距离，意如拉紧弓弦，开弓如满月；左手似捏箭柄，向左侧伸出，顺势转头向左，视线通过左手食指凝视远方，意如弓箭在手，待机而射。稍作停顿后，随即将身体上起，顺势将两手向下画弧收回胸前，并同时收回左腿，还原呈自然站立。此为左式，右式反之。左右调换练习十次。

（3）调理脾胃须单举。

自然直立，左手缓缓自体前上举至头，翻转掌心向上，并向左外方用力举托，同时右手下按附应。举按数次后，左手沿体前缓缓下落，还原至体前。右手举按动作同左手，方向相反。反复十次。

（4）五劳七伤往后瞧。

自然直立，双脚与肩同宽，双手自然下垂，宁神调息，气沉丹田。然后上动不停，两臂充分外旋，掌心向外；头部微微向左转动，两眼目视左后方，稍停顿后，缓缓转正，再缓缓转向右侧，目视右后方稍停顿，转正。反复十次。

（5）摇头摆尾去心火。

两脚横开，双膝下蹲，呈骑马步。两掌扶于膝盖上方，两目平视。以腰为轴，头脊要正，将躯干画弧摇转至左前方，左臂弯曲，右臂绷直，肘臂外撑，头与左膝呈一垂线，臀部向右下方撑劲，目视右足尖；头向右摇，髋关节向前旋绕，头和髋旋绕的方向相反，然后恢复到开始的姿式。稍停顿后，随即向相反方向练习。反复十次。

（6）双手攀足固肾腰。

松静站立，两脚平开，与肩同宽。两臂平举，自体前缓缓抬起至头顶并伸直，掌心相对。屈肘，两掌掌心向下按至于胸前，眼看前方；随后双臂外旋，掌心向上掌指顺着腋下向后插，眼睛看着前方；两手掌心贴着脊柱向下至臀部；随后上半身前俯向前弯腰，掌心经双腿碰到脚面，然后将头抬起，眼睛向上看；将头低下，身体缓慢升起，两手沿着双腿缓慢轻抚上移，移至腰部时托住腰部身体回正，将手臂放于身体两侧。

（7）攒拳怒目增气力。

两脚横开，两膝下蹲，呈骑马步。双手握拳，收至腰间，拳眼向上。上动不停，左拳缓慢向前冲出，与肩同高，肘关节微屈，拳眼朝上，当肘关节离开肋部时，拳越握越紧，眼睛注视左拳并逐渐睁大；同时，脚趾抓地；目视左拳。上动不停，向右转腰顺肩；同时，左臂内旋，左拳变掌前伸，掌心朝外，掌指朝前；目视左掌。上动不停，左掌指向下、向右、向上、向左、再向下依次旋腕一周，随之握固，拳心朝上；同时，脚趾抓地；眼睛睁圆，目注掌动。上动不停，左拳回收，随屈肘收至腰间，拳眼朝上；同时，脚趾放松；眼睛放松，目视前方。

（8）背后七颠百病消。

两脚并排站立，两脚脚跟向上提起，头向上顶，手臂放于身体的两侧；手臂下落同时脚跟随之下落，轻震地面，眼睛看向前方。反复练习十次。

💡 **本节自测题**

1. 进行徒手操与队列的实践操练。

2. 练习站式八段锦。

第四章

康复巩固期的运动康复

◆ 学习目标

通过本章的学习，了解戒毒人员康复巩固期的身体机能水平，熟悉康复巩固阶段戒毒人员的基本情况，掌握康复巩固阶段运用运动康复的基本方法。

◆ 重点提示

康复巩固阶段运用适宜的运动康复方法是学习的重点。

◆ 引言

康复巩固期的对象为经过教育适应期管理的强制隔离戒毒人员。对康复巩固期的强制隔离戒毒人员，应当全面开展教育矫治、戒毒医疗、康复训练等各项活动，综合运用戒毒医疗、心理矫治、教育矫正、身体康复训练、习艺劳动和职业技能培训等戒治手段，帮助戒毒人员实现身心康复。具体措施包括：开展日常治疗、疾病防控、定期体检；开展针对传染性疾病、慢性病和精神障碍等的监测和防治；开展戒毒知识、法律常识、文化素质、思想道德教育；开展心理健康教育、个案化心理矫治和团体心理辅导；开展拒毒能力和防复吸训练；开展身体机能的康复训练；开展以职业技能培训为核心的习艺劳动；对戒毒人员进行期满1年后的诊断评估。

本阶段一般从入所后第三个月开始，历时 18 个月，戒毒人员进行康复体能训练的主要目标是稽延性戒断症状基本消除，体能得到恢复与巩固，体质得到增强，速度、力量、耐力和柔韧性等身体素质指标达到正常。

第一节　前　期　准　备

一、了解戒毒人员康复巩固期的身体机能水平

（一）进行体质检测

毒品使戒毒人员的人格发生了很大变化，严重影响其思维、行为和情绪，对其意志力、注意力、记忆力、耐受力、持久力等都具有明显破坏作用。戒毒人员康复期的明显特征如下。

第一，心理依赖性顽固。戒毒人员入所后，通过一段时间的生理脱瘾及康复治疗，其急性戒断症状或稽延性戒断症状会逐渐减轻甚至基本消失，从而在生理上控制了毒瘾，心理上也获得某种程度的恢复，但心理上依然依赖毒品。

第二，心理变异及人格改变明显。国内外学者的大量研究表明，心理失调和心理变异是戒毒人员最为常见的人格特征，其抑郁、焦虑等神经症状表现显著高于一般人群。

第三，身体机能水平较生理脱毒期有明显的提高。由于在康复期，戒毒人员的饮食、作息等逐渐趋于规律、正常，其体重也会有所上升。

（二）制定康复训练目标

本阶段的训练目标主要覆盖力量、耐力、速度和柔韧性等。以下阶段

目标只作为本阶段康复训练的努力方向，不作为考核的硬性指标。

1. 双手向前掷实心球

戒毒人员双手持球，面对出球方向，两脚平行或前后站立在投掷线后，膝关节微屈。两手将球举过头顶，用力将球向前掷出。

2. 仰卧起坐

戒毒人员仰卧于体操垫上，两脚屈膝稍开，大小腿呈直角，双手交叉抱于脑后，另一人压住戒毒人员双脚。要求起坐时双肘触及双膝，仰卧时双肩必须触垫。

3. 1500 米跑

在八到九分钟内跑完。

4. 60 秒跳绳

可以完成 2 到 3 组练习。

5. 10 米往返跑

可以完成 3 到 5 组练习。

二、戒毒人员运动康复训练场所的建设

为了配合康复巩固阶段各种体能训练的进行，戒毒场所必须专门建设戒毒人员健身房，配备多种现代化健身器材。各类健身器材除了能进行肌肉力量训练外，还要能进行有氧耐力等多种训练。

（一）跑步机

跑步机是健身房里必备的健身器材（见图 4-1），它通过电机带动跑带使人以不同的速度和坡度被动地跑步或走动。在跑步机上跑步或走动是一项全身性的运动方式，其几乎没有蹬伸动作，因此与在实地上跑步相比，可以减小运动强度，提高运动量，同等条件下可以比实地多跑近三分之一

的路程，这对于增强使用者的心肺功能、肌耐力以及减肥都具有非常好的效果，是绝佳的有氧运动方式之一。

使用跑步机锻炼要注意正确的跑步姿势：两脚前脚掌依次平行着落，不可跺脚滑行，步子要有节奏；两手抓握扶手，头自然摆放，不要仰头或低头；双肩与身体微夹紧，腿不宜抬过高，腰部保持自然直立，不宜过于挺直，肌肉稍微紧张，维持躯干直立姿势，同时注意缓冲脚着地的冲击；运动中一只脚落地时，应是脚跟先着地，然后脚掌顺着跑带的滚动而着地，这样可减少跑步对踝关节的伤害，落地时的膝关节保持微屈，不要挺直，以减少对膝关节的伤害；跑步摆臂时尽量放松。

（二）竞赛车

竞赛车也叫高级竞赛式健身车，如图 4-2 所示。它适用于活跃心肺功能，能够进行 LED 电子表检测，可实现个性化运动编程，还可随意切换锻炼时间、心率目标等。在运动过程中，康复训练人员可以自行调节坐姿，座椅和前扶手的高度都可以自由调节。

可调式扶手及座椅，可让训练者选择最佳运动位置；后贴地管方便练习者平衡调整装置；前方移动轮便于练习者移动竞赛车。适度骑练竞赛车可训练臀肌、腓肠肌、半腱肌，锻炼心肺功能，增强人体各部位的柔韧性和协调性。

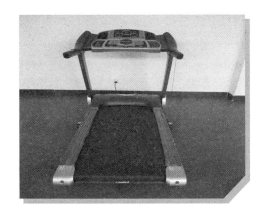

图 4-1　跑步机

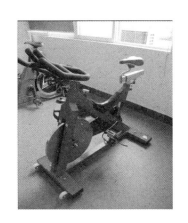

图 4-2　竞赛车

（三）登山机

登山机是一种模拟登山的集慢走、暴走、快跑于一身的多功能有氧训练健身器，因其运动方式酷似登山运动而得名，如图 4-3 所示。

登山机的主要原理是让健身者在坡度较大的机器上通过双脚不断的前后交替运动，来模仿户外登山运动，从而达到健身的目的。

在登山机上健身者不必增加速度，就能有效地提高心率，以实现脂肪的消耗。登山机只需要提升坡度，而速度可以不变，甚至是降低，就能达到使用者想要达到的锻炼效果，完成对心血管系统和肌肉系统的双重锻炼，同时能够有效地对臀大肌、骨后肌群以及小腿肌肉产生良好的锻炼效果。锻炼时要穿运动鞋，不要光脚或者穿皮鞋等。

（四）二头肌训练器

二头肌训练器适合各种类型的训练者使用，如图 4-4 所示。二头肌训练器的阻力传递系统采用钢丝绳及高耐磨尼龙轮，软垫设计符合人体工程学原理，坐垫高度在阻尼气缸的助力下可以进行无级调节。

练习者使用时要先调节座椅，使身体坐上后两肘能舒适地紧靠护垫，右手调节配重至适合自己的重量，双脚轻踏脚踏，使坐姿更舒展，两手平抓把手，前臂以肘为圆心做沿弧度连续上抬动作。

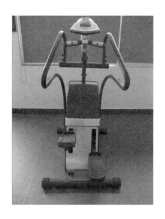

图 4-3　登山机

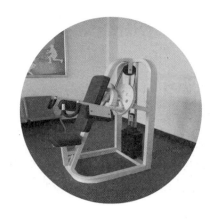

图 4-4　二头肌训练器

（五）蝴蝶机训练器

在用蝴蝶机训练器练习时，练习者手臂张开、合拢，就像蝴蝶翅膀的张合动作，该器械因此得名（见图4-5）。它由活动臂、钢丝绳、滑轮、座椅及配重块组成，不但造型美观、占地面积不大，而且锻炼效果显著，尤其是对胸部肌肉的锻炼效果，是其他健身器械无法比拟的，所以深受练习者的喜爱。蝴蝶机训练器主要是用来锻炼胸大肌的，它不仅能够充分锻炼胸部肌肉，还有助于扩大胸腔和改善心肺功能。

蝴蝶机训练器的基本锻炼方法非常简单：练习者坐在靠椅上，两上臂张开与肩齐平，肘部下垂，两前臂依托在活动臂上，两手握住把手；然后吸气，以胸大肌的收缩力使两臂带动活动臂向前夹拢，稍停片刻，呼气，两臂慢慢张开还原。

（六）三人站综合训练器

顾名思义，三人站综合训练器即为三位练习者可以同时操作的组合器材，如图4-6所示。三人站综合训练器的沙包是训练者的最爱，速度球可以锻炼训练者大脑的应变能力及身体和大脑的配合速度。三人站综合训练

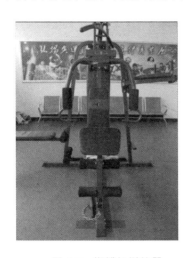

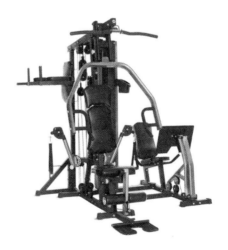

图 4-5　蝴蝶机训练器　　　　　　图 4-6　三人站综合训练器

器的另一个站位可以锻炼练习者的胸大肌、三角肌、斜方肌、冈下肌、股四头肌、肱二头肌、臂桡肌、肱三头肌、背阔肌、臀大肌等。

三人站综合训练器功能齐全，占地面积有限，可以让练习者在有限的空间内实现全方位训练。训练器一般采用精钢钢管结构，保证机器稳定、安全、可靠和耐用；同时使用高强度滑轮和球轴承，保证器材组件活动时平滑、安静、耐用；同时配备舒适耐用的高密度软座垫以及包胶可调的减震重块，提供练习者需要的配重力。

（七）健身车

健身车看起来就像是一辆后轮架起的自行车，它是受自行车蹬车运动的启发制作而成的，如图 4-7 所示。不同的是，为了模拟真实的骑行效果，它加大了蹬踏的阻力，通常这个阻力是可调的，因此，健身车是典型的模拟户外运动的有氧健身器材，也是当今广为流行的一种室内健身器材。该机所附设的扶手练习杆，既能平衡练习者的身体，又有增强练习者双臂肌力的功效。健身车多采用压轴式手动加载装置，练习者可以根据自己的身高、腿长、体能和训练负荷，自由调节座位的高低和运动负荷的大小。

健身车可以使练习者腿部和臀部的主要肌群的力量和耐久力得到锻炼。臀大肌和大腿后臀肌在蹬车时会受到牵拉，髋关节、膝关节和踝关节会得到充分的活动，可以增强其灵活性和柔韧性。长时间的健身车运动，可以促进心血管运动，加快新陈代谢，提升呼吸系统和心血管系统的功能，从而改善练习者的体质。当然伴随这一运动过程的还有脂肪的消耗，而长时间地消耗脂肪就会达到减重减肥的效果。

健身车在使用时首先要调整座位。比较适合的高度是，当练习者的前脚掌处于最低位置时，膝关节稍稍弯曲。车的负载一般由小阻力到大阻力进行调节，做到量力而行，循序渐进。上体稍前倾，双臂不屈肘，这样可以把用力点更多地集中在下肢肌肉上。踏车时，动作要平稳而有节奏，不可忽快忽慢。初练时，每分钟可蹬 60 次左右，随着腿力的增强，可增加每分钟所蹬次数。

（八）划船器

划船器是模拟划船动作而设计的健身器械，如图 4-8 所示。划船动作需要人体的肩关节、肘关节和髋关节配合运动。它不仅可以使腰、背、腿部的肌肉得到充分锻炼，还可以增强人体的耐力和协调性。

划船器最基本的运动方式是：坐在座椅上，两腿向前自然伸直，脚蹬踏板，双手握住拉把，然后双臂屈肘用力后拉，两腿屈膝收缩，带动座椅在滑轨上前移，当座椅不能再向前移动时，双臂向前推动拉把，同时两腿前蹬至伸直，使座椅沿轨道向后滑动，恢复原位。此练习难度不大，需要上下肢协调配合。待臂力增强后，可转动阻力旋钮，调整运动强度。

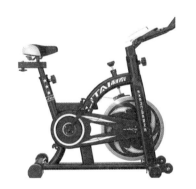

图 4-7　健身车

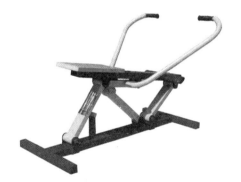

图 4-8　划船器

（九）健骑机

健骑机造型别致，仿佛一匹奇特的木马，故也叫骑马机，如图 4-9 所示。其结构并不复杂，主要是由支架、骑坐扶手和脚蹬架组成，以杠杆原理巧妙连接。健骑机不仅可以作为专业运动员训练的器械，也可以作为大众锻炼的家庭健身器，更是养身、娱乐、康复、保健的理想选择。在运动时，随着身体的弯曲伸展和上下起伏，既可锻炼上下肢肌肉，又有助于增强心肺功能和消耗体内多余的脂肪。同时它对于颈椎骨质增生、腰椎间盘突出、背部和膝关节疼痛都有很好的治疗作用。运动时的阻力同时来自练习者体重及可调油缸所产生的运动阻力。阻力可进行调节，从而使练习者具有较为合理的负荷，适应不同年龄、不同体质的练习者进行不同强度的运动，从而高效发挥该机所独有的有氧运动和力量训练功能。

健骑机的基本运动方法如下：坐在骑座上，双臂前伸握住扶手，两脚用力蹬脚蹬架，身体由屈而直；随着身体上下起伏与脚蹬位置的变换，仿佛驾驭着一匹骏马。借助健骑机开展的运动是以髋关节为轴的屈伸运动，而不是很多人认为的以背部为轴心。开始练的时候，动作幅度不宜过大，锻炼一段时间后，当肌肉变得强韧有力时，再开始做大幅度运动。这项运动还可变换姿势，增加运动花样，使整个机体得到锻炼。

（十）漫步机

漫步机的最大特点是不管练习者做何种动作，动作幅度有多大，运动强度有多大，其运动轨迹都是呈椭圆的，所以又称椭圆运动漫步机，如图 4-10 所示。漫步机构造简单，却集散步、跑步、滑雪等运动功能于一体，深受健身爱好者的喜爱。漫步机的主要功能是通过练习者两脚的前后运动和手臂推拉的协调配合，使腿部、臂部、髋部以及胸、背部得到充分而全面的锻炼，同时有助于提高练习者的心血管系统能力。因其是全身有氧运动，所以对减肥也大有帮助。

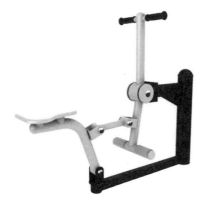

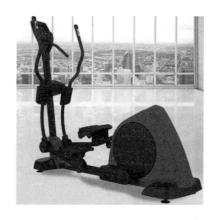

图 4-9　健骑机　　　　　　　　图 4-10　漫步机

在步法方面，漫步机仅有向前和向后两种运动方式。手臂的动作不过是前推和后拉，但是需要练习者的两脚和手臂在运动时能够很好地协调配合。只要通过运动实践，多次体会，便能很快把握，运用自如。如果想加大或减小运动强度，可通过调节扶手的高度和摆幅，以及调节油缸或磁力载荷来完成，不同年龄、不同体质的人都能找到适合自己的最佳负荷。

💡 本节自测题

熟悉各类健身器材的运用，以便于指导戒毒人员使用健身器材进行运动康复。

第二节　速度类康复训练

速度类康复训练的主要目的是提高戒毒人员反应速度和快速运动的能力，其形式有提高反应速度的练习、提高动作速度的练习和提高移动速度的练习。每种练习动作均包括徒手练习、器械练习和组合练习三大类。

一、提高反应速度的练习

反应速度与注意力的集中程度有关。提高反应速度以采用多种强度的信号刺激为宜，并且重复次数不宜过多，应以练习者的兴奋性不降低为原则。以下练习动作不仅能有效地提高练习者的反应速度，而且对其动作速度特别是移动速度的提高也有积极作用。

（一）徒手练习

1. 起动跑

练习者两手撑地，两腿交叉呈弓步，听到口令后快速起动跑出；或两腿做弓步交换练习时，听信号后快速起跑。跑出距离15～20米，练习2～3组，每组2～3次。

2. 蹲踞式起跑

练习者按蹲踞式起跑动作做好起跑准备，听到跑的口令后迅速起动跑出。练习3组，每组3～4次。

3. 站立式起跑

练习者按站立式起跑要求做好准备，听到口令后迅速起动跑出10～15米。此练习也可采用半蹲式起跑方式进行。练习2～3组，每组3～4次。

4. 变向起跑

练习者背向蹲立，听到口令后迅速转体呈蹲踞式起跑，加速跑 15～25 米。要求转体动作迅速，起跑符合技术规范。练习 2～3 组，每组 3～4 次。

5. 仰卧起跑

练习者仰卧于垫上，听到口令后迅速转体呈俯撑姿势，后做蹲踞式起跑，接快速跑 20 米。练习 2～3 组，每组 3～4 次。

6. 前滚翻起跑

练习者站立，听到口令后做前滚翻，然后以蹲踞式起跑方式跑 20 米。可计时进行。练习 2～3 组，每组 3～4 次。

7. 起跑接后蹬跑

练习者按蹲踞式姿势准备，听到口令后立即起跑，接后蹬跑 20 米。练习 2～3 组，每组 3～4 次。

8. 高抬腿跑

练习者原地高抬腿练习，听到口令后迅速起动，跑出 10～15 米。练习 2～3 组，每组 3～4 次。

9. 倒退跑接快速跑

练习者听到口令后开始做倒退跑 8～10 米，再听信号急停，接向前快速跑 10 米。要求倒退时身体不得后仰，快速跑可计时进行。练习 2～3 组，每组 3～4 次。

10. 30 米计时跑

练习者以蹲踞式起跑方式做好准备，听到口令后进行全速 30 米计时跑，要求事先规定速度标准。练习 2～3 组，每组 3～4 次。

11. 起跑撞线

练习者以蹲踞式起跑方式做好准备，听到口令后疾跑 20～30 米，接做冲刺撞线动作，可用竞赛方式计时进行。练习 2～3 组，每组 2～3 次。

12. 动作反应练习

指导员在练习前告诉练习者有蹲下、起立、手触地、跳起等动作，然后任意喊其中一个动作，要求练习者迅速做出应答反应，也可连续发出一连串动作指令。该练习可原地进行，也可在行进间进行。练习2~3组，每组3~4次。

13. 选择性练习

进行该练习时，指导员下指令做下蹲动作，练习者应站立不动；指导员喊向左转，练习者应向右转；或指导员喊一、二、三、四中的某个数字时，练习者做出事先规定的相应动作。练习2~3组，每组3~4次。

（二）器械练习

1. 手抓小球

练习者呈站立姿势，持球手臂前平举，手心向下，然后手指张开，使球自由落下，球落地前持球手再次抓住球。要求球离开手后，练习者不能翻转手臂去接球。连续进行20~30次，计算手抓住球的次数，可左右手交替重复练习。

2. 高抬腿跳绳

练习者呈站立姿势，两手持绳，听口令后快速原地高抬腿跳绳。要求保持正确的高抬腿跑技术动作，连续进行15~20秒，计数进行。

3. 小步跑跳绳

练习者呈站立姿势，两手持绳，听口令后向前快速小步跑跳绳，连续进行15~20秒。要求保持小步跑技术动作，手脚配合、协调一致。

4. 捆沙腿高抬腿跑

练习者两腿分别捆绑沙腿，开始慢跑，听信号后原地快速高抬腿跑，持续20秒。要求大腿高抬至一定高度，符合技术要求，计数进行。

5. 捆沙腿加速跑

练习者两腿分别捆绑沙腿，由慢跑开始，听口令后加速跑 20～30 米，之后行走返回，练习 3～5 次，计时进行。

6. 扶肋木后蹬跑

练习者面向肋木站立，身体前倾，两臂直扶肋木，听口令后快速后蹬跑。要求后蹬跑技术正确，腿后蹬时与地面保持约 50°夹角，连续进行，10～20 秒为 1 组，练习 3～5 组。此练习也可采用扶肋木高抬腿跑的方式进行。

7. 扶竿接力

将练习者分成人数相等的两组，距起跑线 6 米处每支竹竿由一人扶着。听到口令后，每组排头第一人跑出接替第一扶竿人，该扶竿人迅速跑去接替第二个扶竿人，以此类推。当排头第一人接替第一扶竿者扶稳竿后，该组第二人才可以跑出。要求竹竿始终不能倒地。10 人 1 组循环练习，3 个循环为 1 组，练习 2～3 组。

8. 持铃高抬腿跑

练习者两手各持一个 1～2 千克重的哑铃，听到口令后做快速高抬腿跑练习。要求保持高抬腿跑的正确姿势，跑动速度越快越好。连续练习，10～20 秒为 1 组，练习 2～4 组。

9. 对墙跑动踢球

练习者侧对墙 5 米站立，听到口令后，平行于墙快速跑，跑动中对墙踢球，连续进行 30 米。要求直线跑动，球在脚下不能有停顿，速度越快越好，重复练习 6～10 次。

（三）组合练习

1. 跳卧—折回跑

练习者在篮板下站立，听到口令后起跳，用手触篮板，然后下蹲、仰卧，接着迅速起立，再起跳用手触篮板，连续进行 6 次。然后迅速冲跑到球场中线，并立即折回跑到端线。反复练习 3～5 组。

2. 小步跑接加速跑—计时跑

练习者呈站立姿势，做高频率行进间小步跑 10 米，听到口令后变加速跑 20 米，然后慢跑到标志物后，做加速跑 30 米，计时进行。

3. 高抬腿跑接加速跑—变速跑

练习者原地高抬腿 10 秒钟，听到口令后加速跑 20 米。然后惯性跑 40 米，再接做 30 米加速跑。循环进行。绕 400 米场地一周为 1 组，重复练习 3 组。

4. 高抬腿跑接疾跑—快速起跳

练习者原地高抬腿 5～10 秒，听口令后全速疾跑 20 米，到起跳板接做快速起跳动作，用运动跳远腾空步技术落入沙坑。要求速度快，练习 3～5 组。

5. 俯撑起跑接后蹬跑—冲刺跑

练习者两手撑地，两腿伸直呈俯撑姿势，听口令后迅速起跑，然后做快速后蹬跑 15～20 米，跑到标志线处，紧接着做冲刺跑 30 米。要求后蹬跑、冲刺跑技术正确，重复练习 3 次。

二、提高动作速度的练习

进行提高动作速度的练习时，应合理控制速度。从提高动作速度能力看，以最快速度练习效果最佳，但是为了克服速度障碍，应适当控制练习的最大速度，一般以慢—快—最快—慢的速度节奏进行练习。此外，提高练习者其他素质，尤其是力量素质，也是提高动作速度练习的目标之一。

（一）徒手练习

1. 快速力量练习

快速力量练习包括计时快速完成腿倒立、臂屈、俯卧撑、两头起、背屈伸动作，计时快速完成引体向上动作，在规定距离内快速爬等练习。要求速度快，可计时计数进行练习。

2. 纵跳转体练习

纵跳转体即为原地跳起转体 360°或 720°，连续进行 10～20 次。转体速度要快，可以计时进行，不要求起跳高度，连续练习 2～3 组。

3. 起跳快速转体

练习者先慢跑，然后三步助跑起跳，摆动腿屈膝上摆，空中转体 180°～270°，起跳腿落地。要求起跳、转体速度越快越好，转体时没有屈体动作。连续练习 3～5 组，每组 3～5 次。

4. 快速翻转练习

快速翻转练习包括连续毽子接小翻，连续快速侧手翻，连续快速后手翻，在弹板上做团身前空翻、后空翻等。要求动作正确，翻转速度快，连续进行。

5. 摆臂

摆臂方法和短跑摆臂技术相同，可以用击掌或口令控制摆臂速度和节奏，一般按慢—快—最快—慢的节奏练习。要求严格按短跑摆臂技术进行，注意动作节奏。

6. 跑动冲刺练习

中速跑 15 米，每跑 10 米做一次终点冲刺动作。要求冲刺动作迅速、果断，连续进行练习。

7. 快速箭步交换跳

练习者弓箭步站立，上体保持直立，原地向上跳起做弓箭步快速交换腿跳练习。要求连续跳动时保持弓箭步姿势。

8. 跑动跨跳

练习者中速跑，每跑3步跨步跳1次，连续跨跳10次。要求摆动腿尽量向前摆出，速度始终如一。如距离固定，可计时进行。每组练习3～5次，连续练习2～3组。

（二）器械练习

1. 投掷沙袋

练习者两脚前后开立，用拇指和食指夹住沙袋（沙袋重0.2千克），做原地向后引枪动作，然后快速挥臂将沙袋掷出。要求注重掷出速度。练习20～30次。

2. 脚传沙袋

两人相对站立，一人以两脚夹住沙袋，原地跳起展腹、屈伸小脚，将重0.5千克的沙袋传给对方。要求动作协调，摆腿速度越快越好。练习2～3组，每组对传20次。

3. 对墙掷棒球

练习者手持棒球，运用掷标枪交叉步技术助跑，快速挥臂将球向墙上掷出。要求技术动作运用合理，出手速度快。练习15～20次。

4. 连续掷棒球

练习者距墙15米，背对墙站立，两脚并立，体前屈，体前放置20个棒球，单手连续从胯下向墙上掷球。要求掷出速度越快越好，球必须碰墙。练习2～3组。

5. 投掷铁球

练习者将重0.3～0.5千克的铁球直臂置于体后，呈引枪姿势，向前行走三步后将铁球快速掷出。要求出手速度快。练习2～3组，每组6～8次。

6. 快速挥臂

练习者站立，头上方悬吊重沙袋，做原地扣排球动作，快速挥臂拍击沙袋 20 次。在动作正确的情况下，注重挥臂速度。练习 2～3 组。

7. 拳击重沙袋

练习者两脚前后开立，站于悬挂着的重沙袋前，以最快的速度做前后挥臂拳击沙袋动作。在 10～20 秒内计算击沙袋次数，重复练习 4～6 组。

8. 掷铁棒

面对投掷方向，手持重 0.5 千克、长 40 厘米的细铁棒，做掷铁饼的旋转和出手动作练习。要求旋转和出手速度越快越好。练习 2～3 组，每组 5～7 次。

9. 跳推体操棒

练习者两手正握体操棒，与肩同宽，置于胸前，两腿分别交替做前后开立跳，同时推举体操棒。跳推速度越快越好，可计数计时进行。

10. 快速挥臂击球

把球悬吊在距墙 1 米处（这个高度可因人而异）。练习者原地站立，连续挥臂用手掌拍击碰撞反弹回来的球。要求击球时做出鞭打动作，连续击球速度越快越好。练习 2～3 组，每组 20～30 次。

11. 转身起跳击球

吊球悬挂在距墙 2 米处（这个高度可因人而异）。练习者原地起跳，用手击球后，空中转体 180°落地，接着转身起跳击球。要求再次击球前，吊球只能触墙 1 次，反复练习。

12. 跑动起跳用头触球

悬挂 3 个吊球，间距 10 米，高度适宜。练习者在快速跑动中单脚起跳，以头触球。要求动作协调，起跳速度快。反复练习。

13. 交叉步推铅球

练习者侧对投掷方向，右手持 2～5 千克铅球于肩部，右腿向左前方迈出，做快速交叉步推铅球练习。要求交叉步的移动速度快，推球出手迅速。练习 2～3 组，每组 6～8 次。也可采用上步推铅球练习。

14. 交叉步掷球

练习者持重 0.5 千克的实心球，加速跑 6～10 米后变侧交叉步跑 3～5 米，接掷标枪动作将球掷出。要求助跑节奏清晰，出手速度快。

15. 双手掷球

练习者两脚前后开立呈箭步，双手将重 1 千克的实心球举至头后上方，运用腰腹快速摆振和手臂力量将球向前掷出。要求出手速度快。反复练习。也可采用后抛球或后抛球快速转体的方式练习。

16. 持球往返跑

在相距 10 米处各置一个实心球。练习者手持实心球，听到口令后向前疾跑，与地上实心球交换后返回。连续往返 3 次为 1 组，练习 2～3 组。

17. 快速哑铃练习

练习者持 1 千克重的轻哑铃，做快速头上双臂屈伸、快速平推哑铃、快速旋转投掷哑铃、快速持铃挥臂等练习。要求速度快，动作符合技术要求。

18. 撑竿助跑起跳

练习者手持撑竿在 30 米加速助跑后插穴起跳，悬垂摆体后落在沙堆上。要求助跑与起跳速度快，衔接协调。此练习也可采用持竿加速跑方式进行。

（三）组合练习

1. 快速俯卧撑接原地摆臂

练习者站立，听口令后开始做快速俯卧撑 10 次。然后迅速起立，两臂前后摆动 50 次。要求摆臂幅度适宜，整组练习速度越快越好，也可计时进行。连续练习 2～3 组。

2. 移动触吊球接扣球

相距 6 米悬挂两个吊球，吊球与练习者腰同高。从一端触球开始，往返移动，用手触及两个吊球，连续触球 20 次。然后向前行走两步，快速挥臂上手扣悬挂在一定高度的吊球 20 次。要求速度快，有鞭打动作，连续练习 3 组。

3. 跳推体操棒接掷沙袋

双手握体操棒，置于胸前，两脚交替前后跳的同时快速向前平推体操棒，连续 20 次。然后放下体操棒，拿起沙袋，用掷标枪的交叉步动作，将重 0.5 千克的沙袋向前快速掷出。紧接着进行 20 米加速跑，将沙袋捡回。练习 2～4 组。

三、提高移动速度的练习

提高移动速度的练习的主要目的是提高练习者移动速度，改进其动作技术，消除多余的肌紧张，使练习者动作协调完善，顺利克服移动速度障碍。提高反应速度、动作速度的一些练习对促进移动速度提高也有一定的积极作用。下面介绍一些提高移动速度练习的专门动作。

（一）徒手练习

1. 原地摆臂

练习者两脚前后开立，根据口令或击掌声，做有节奏的前后摆臂动作 20 秒。要求节奏清晰、动作有力。也可采用计时、计数方式摆臂，或者以模拟摆臂、障碍摆臂、摆臂接加速跑等方式练习。

2. 高抬腿

练习者站立，听口令后做原地高抬腿练习 20～40 秒。要求大腿必须抬至水平位置，踝、膝、髋三个关节蹬直，配合积极的摆臂。也可做行进间高抬腿跑、小步跑变高抬腿、高抬腿变加速跑等练习。

3. 小步跑

练习者站立，按小步跑技术做高频率行进间小步跑 20 米。要求膝、踝放松，两脚积极蹬地，两臂协调配合，频率越高越好。练习 3～4 组，每组 3～4 次。也可采用小步跑接后蹬跑、小步跑接加速跑、快步走接小步跑等组合方式练习。

4. 后蹬跑

练习者按后蹬跑技术要求做 40～70 米后蹬跑，然后过渡到加速跑 60 米。要求后蹬跑时摆动腿前抬顶起，蹬地腿蹬直，手臂配合摆动。练习 2～3 组。也可采用起跑接后蹬跑、慢跑接后蹬跑的组合方式练习。

5. 直腿跑

练习者按直腿跑技术起跑，跑出时摆动腿伸直，以足跟擦着地面向前摆动。要求动作协调，行进距离 20～30 米。反复练习。

6. 加速跑

练习者可采用上坡加速跑 60～80 米，蹲踞式或站立式起跑后加速跑 20～40 米，由慢到快逐渐加速跑 60～80 米几种方式练习。要求逐渐加速，并高速完成练习。反复练习。

7. 快速跑

练习者由站立式或半蹲式出发，一开始就如冲刺一样发挥最大跑速，距离可为 30 米、60 米、80 米。反复练习。也可和实力相当的练习者一起做起跑接加速跑组合练习。

8. 加速跑到最高速度跑

练习者进行加速跑，从二分之一速度至四分之三速度直到最大速度跑 120～150 米。可分段进行（30 米中速跑—30 米高速跑—30 米中速跑—30 米高速跑）。要求加速明显，注意体会速度感。

9. 变速跑

练习者采用加速跑—最大速度跑—惯性放松跑—加速跑—逐渐慢跑的方式练习，也可以分段进行练习，如 50 米快跑＋50 米慢跑＋50 米快跑＋50 米慢跑等。要求控制跑速，加速明显。

10. 行进间跑

练习者行进间跑 30 米、60 米、80 米等距离，并计时。要求快速踏上起点，跑时注意动作技术。

11. 固定步数跑

练习者用事先规定的步数进行 30～60 米加速跑。要求步点准确，动作大、速度快，可计时进行。

12. 测验式比赛

采用蹲踞式或站立式起跑 60 米、100 米、200 米等距离测验。要求尽全力快跑。

13. 反复跑

反复跑即数次或多次重复固定距离跑的练习，如采用 80 米×3、40 米×3、50 米×3、60 米×3，或 30 米＋40 米＋50 米＋60 米的快速短跑练习。由于反复跑强度大，练习者在每次练习之间应充分休息。

14. 中等强度跑

练习者按中等强度跑 300～500 米。要求控制好速度，在规定时间内完成练习。

15. 不同强度反复跑

练习者可以进行 70％～85％强度、100～500 米反复跑，85％～90％强度、100～200 米反复跑，或 90％～100％强度、30～100 米反复跑。注意控制好休息时间，反复练习。

（二）器械练习

1. 负重高抬腿

练习者两腿分别捆沙袋，开始慢跑，听口令后原地快速高抬腿跑 20 秒，并计数。要求大腿高抬到水平位，符合技术要求。练习 3～4 组。

2. 牵引跑

用人或车进行牵引跑，或用牵引机进行练习。牵引时将绳子或橡皮带拴在练习者的腰部，牵引速度根据练习者具体情况而定，做全速跑 30～60 米。跑时注意后蹬，尽力跟上牵引速度。练习 2～3 组，每组 2～3 次。

3. 加大难度跑

练习者在跑之前负重进行跳跃练习，然后卸掉负担快跑 30～60 米。要求负重适当，重点是提高步频，加大步长。

4. 穿沙背心上下坡跑

练习者穿沙背心，在坡度为 5°～10° 的跑道上，进行 20 米上坡跑后立即转身下坡冲刺跑 30 米。要求以最快速度完成，计时进行。沙背心重 5～7 千克，练习 3～5 次。

5. 前后摆小腿

练习者单脚支撑站立，橡皮带一端固定，另一端拴住练习者踝关节。大腿高抬，快速做小腿前后屈伸练习。练习者手可扶物体，摆动速度越快越好。练习 2～4 组，每组 30～50 次。

6. 双人摆臂

两人前后站立，同侧手各握一条橡皮带。两人同时以最快速度和最大幅度做前后摆臂练习。练习 2～4 组，每组 50 次。

7. 双臂支撑"扒地"

练习者站立于低双杠间，直臂支撑，以脚能触地为宜，两脚交替做前脚掌快速"扒地"练习。要求控制身体不产生太大幅度摆动。反复练习。

8. 手持哑铃的短跑辅助练习

手持哑铃的短跑辅助练习包括持哑铃小步跑、持哑铃后蹬跑、持哑铃高抬腿跑、持哑铃前倒起跑、持哑铃5步单足跳接加速跑等练习。要求动作正确，哑铃重0.5～2千克，练习时尽量提高速度。重复练习6～8次。

9. 扶肋木短跑辅助练习

扶肋木短跑辅助练习方式有很多，如扶肋木高抬腿、扶肋木小步跑、扶肋木后踢腿和快节奏跑、扶肋木摆腿、扶肋木单腿高抬摆动、扶肋木攻摆、肋木前攻栏练习等。

（三）组合练习

1. 让距接力跑

练习者分成几组，进行60～100米范围内多种不同距离的让距跑，最快一个组在最后，最慢一个组在最前，进行接力跑。也可迎面接力组成两个队进行让距跑。方法分别同接力赛和迎面接力赛。

2. 组合跑

组合跑的方式有很多，如采用（100米＋200米＋500米）×3，或100米×4＋200米×3＋300米×2＋400米等组合练习。每组练习之间间歇10～15秒，也可计时控制间歇。间歇时练习者心率不得低于120次/分，否则应继续练习。

3. 牵引上坡跑接下坡跑

练习者在坡度为5°～10°的跑道上，做全速牵引上坡跑30米，放松走回，重复练习2～4次，间歇3分钟。然后做快速下坡跑50米，可计时进行。练习3～5次。

4. 踏标记跑接拍踝跨步跳

在跑道上放置20块颜色醒目的海绵砖，距离根据需要确定。练习者站立起跑，以最快速度完成脚踏标记。要求脚踏标记准确，重复练习 4 次。然后做行进间快速拍踝跨步跳练习，每次腾空时用手拍打同侧摆动腿外踝部。练习 3 组，每组 5 次。

5. 快节奏跑接加速跑、跨步跳

练习者原地快节奏跑 10～15 秒，听到口令后立即加速，并以最快速度跑到规定的标志线，然后做快节奏跨步跳 10～15 步，重复练习 3～5 组。

💡 **本节自测题**

进行提高各种速度素质的实践训练。

第三节　耐力类康复训练

耐力类康复训练包括慢跑、健身大步走、俯卧撑、立定空坐、球类活动等，它有助于提高戒毒人员在较长时间内保持特定强度负荷或动作的能力。根据不同的分类标准，耐力素质可以分为多种类型，如表 4-1 所示：根据活动持续时间，可分为短时间耐力、中等时间耐力、长时间耐力；根据运动中氧代谢的特征，可分为有氧耐力和无氧耐力；根据耐力与专项运动的关系，可分为一般耐力和专项耐力；根据动员肌群的数量，可分为局部耐力和全身耐力；根据肌肉工作的力学性质，可以分为静力性耐力和动力性耐力；根据耐力的表现形式和用力特征，又可以分为心血管耐力、肌肉耐力和速度耐力。

表 4-1　耐力素质的分类体系

分类标准	细分内容
活动持续时间	短时间耐力
	中等时间耐力
	长时间耐力
氧代谢的特征	有氧耐力
	无氧耐力
耐力与专项运动的关系	一般耐力
	专项耐力
动员肌群的数量（即按身体部位分类）	局部耐力
	全身耐力
肌肉工作的力学性质	静力性耐力
	动力性耐力
耐力的表现形式和用力特征	心血管耐力
	肌肉耐力
	速度耐力

每种耐力素质都有多种不同的训练方法及不同的负荷特征。下面着重从徒手练习、器械练习、组合练习三方面来介绍发展耐力素质的一些具体练习形式与动作。

（一）徒手练习

1. 反复跑

这是一种多次重复固定距离跑的练习。练习中速度、距离、重复次数和强度等根据练习者的能力及专项练习的目的确定。可采用 150～300 米、500～600 米、1000～1200 米或 2000 米等多种距离，反复练习。练习时应控制好训练强度及间歇时间。

2. 定时跑

定时跑是在固定时间内，计算距离或不计算距离的长跑。可采用 10 分钟、15 分钟、20 分钟、30 分钟或 50 分钟等多种固定时间，反复练习。练习时间长，强度可小一些；时间短，强度可适当大一些。85％～95％的强度有利于发展无氧耐力，85％以下强度可发展有氧耐力。练习时应注意控制强度。

3. 变速跑

这是以不同速度交替练习跑步的方法。可采用多种距离变速方式，如 100 米快跑＋100 米慢跑＋100 米快跑＋100 米慢跑，或 300 米快跑＋300 米慢跑＋300 米快跑。也可以采用较长距离内的变速方式，如 500 米或 1000 米进行变速练习。短距离、高强度变速练习可发展速度耐力，长距离、低强度变速练习可发展专项耐力。练习时应根据不同目标和任务安排，控制强度和休息时间。

4. 持续慢跑

这是以相对较慢的速度跑较长距离的练习。练习时跑的距离、重复的次数根据练习者个人情况及专项需要确定，一般以练习时心率接近

150 次/分为宜。持续慢跑主要发展有氧耐力。

5. 持续快跑

这是以较快速度跑一定距离（如 100 米、200 米、400 米等）的练习。跑的距离、重复的次数根据练习者个人情况及专项需要确定。强度一般为 90% 左右。

6. 间歇跑

间歇跑一般为快跑 30 秒或 60 秒，使心率超过或达到 180 次/分，然后慢跑或走一段距离，使心率恢复 120 次/分左右，之后开始下一次快跑的练习。练习时应严格控制跑速和心率。也可采用快间歇跑或慢间歇跑方式进行练习。

7. 1 分钟立卧撑

练习者由直立姿势开始，下蹲，两手撑地，伸直腿呈俯撑姿势，然后收腿呈蹲撑姿势，再还原为直立姿势。每次做 1 分钟，练习 4～6 组，间歇 5 分钟，可计数进行。要求动作规范，站起来呈直立姿势后才算完成一次动作。

8. 手倒立

练习者面对墙或由他人帮助做手倒立动作。每组练习保持倒立动作 2～4 分钟，练习 3～4 组，每组练习之间间歇 5 分钟。该练习主要发展静力性耐力。此外，也可采用仰卧举腿静力、元宝收腹静力、俯卧撑静力，3～4 分钟头手倒立，静力性托砖、托枪、拉弓练习等方式。这些练习也主要发展静力性耐力。

9. 长距离或长时间连续跳跃

该练习可采用长距离多级跳、连续跳高台、连续跳深、连续蹲跳起、沙坑半蹲连续跳、单腿连续跳跃、跳起分腿、蛙跳等多种形式进行。每次跳跃距离一般为 60～100 米或连续跳跃 20～30 秒，练习 3～5 组。该练习主要发展腿部力量耐力或一般耐力。

（二）器械练习

1. 跳绳跑

练习者在跑道上两臂正摇跳绳跑，每次跑 400 米，练习 4～6 次。心率应达到 140～160 次/分，待恢复到 120 次/分时即进行下一次练习。也可以在练习前预先定出速度指标。还可采用其他跳绳练习。

2. 较长时间球类练习

可采用 20～60 分钟的篮球、排球、足球及其他球类练习或比赛来发展一般耐力，也可采用跑动传球、运球、运球越障碍、托球跑、前后长时间抛球以及各种长时间（10 分钟以上）的球类专门耐力性技术练习。该练习主要发展一般耐力，并能促进其他运动素质的提升。

3. 长时间自行车

练习者在健身房以每小时 30 公里的速度骑自行车，每组 30 分钟，练习 3～5 组，间歇 10 分钟。每组练习结束时心率应达到 160 次/分以上，待恢复到 120 次/分后应进行下一组练习。

4. 发展力量耐力和一般耐力的体操练习

这类练习包括单杠直臂悬垂（静力）练习、单杠悬垂摆体、双杠支撑前进、双杠支撑连续摆动、吊环悬垂摆体等。一般练习时间长、次数多，练习 3～5 组。

5. 抗阻练习

抗阻练习要求练习者反复做一些克服中等力量或轻重量（借助杠铃、哑铃、实心球、沙袋、壶铃等）的抗阻或肌肉耐力练习。要求次数多（20次以上），练习 2～4 组。

（三）组合练习

发展耐力素质的组合练习主要是指循环练习。循环练习对发展耐力素质有较好的作用，并且是许多项目经常采用的方法。具体练习时可采用多种形式，如单足跳 30 米加肋木收腹举腿 8 个加 10 级蛙跳加肋木支撑高抬腿 50 次加快挺 50％强度的杠铃 15 次，共四组；再如 10 级跨跳加肋木收腹举腿 10 个加深蹲跳 20 个加俯卧撑 20 个，共五组。下面介绍几种常用的组合练习方式。

1. 卧推接前后滚翻、纵跳

在卧推架上将强度为本人最大重量 50％的杠铃推举 20 次，然后在体操垫上做前、后滚翻各 10 次。紧接着做原地纵跳 25 次。练习 4～6 组，间歇 5 分钟。纵跳时从深蹲姿势开始，连续完成。

2. 前滚翻接仰卧起坐、俯卧撑

在垫上做 4 个前滚翻，然后做仰卧起坐 20 次，接着连续做俯卧撑 10～20 次。练习 4～6 组。要求动作规范。

3. 小步跑接高抬腿跑和后踢腿跑、加速跑

在跑道上做小步跑 100 米，接着做高抬腿跑 100 米，然后做后踢腿跑 100 米，紧接着加速跑 50 米。练习 4～6 组。要求各种跑的练习必须符合技术规范要求，第二组练习开始时心率不低于 120 次/分。

4. 负重体侧屈接负重体转和负重体前屈、负重高抬腿走

原地肩负杠铃杆体侧屈 45°，左右各做 10 次，然后肩负杠铃杆体转 90°，左右各转动 10 次；接着肩负杠铃杆做体前屈 10 次；最后，肩负杠铃杆做高抬腿走 50 米。练习 4～5 组。要求动作符合应有的技术规范，高抬腿走时大腿必须抬平。

5. 俯卧撑接仰卧举腿和原地跳绳、单足跳

俯卧撑 10 次，然后垫上仰卧举腿 25 次，接着做原地双脚跳绳 100 次，最后做左、右脚单足跳各 50 次。练习 4～5 组，间歇 5 分钟。跳绳时可以计时，仰卧举腿应直腿摆。

6. 立卧撑接原地高抬腿、加速跑

立卧撑 60 次，接着做原地高抬腿 50 次，最后做 60 米加速跑，练习 3～4 组。

（四）无氧耐力康复法

1. 用自然阶梯做高抬腿练习。

练习者选择 15～20 级的自然阶梯，用高抬腿方式跑上去，走下来，反复进行 8～10 次。

2. 反复跑练习

练习者以中等速度跑 100 米，练习 3～4 次，每次练习从起点跑到终点，再从终点走到起点；还可选择练习距离 200 米，练习 3～4 次；或选择练习距离 400 米，练习 2 次；也可选择练习距离 600 米，练习 2 次。

3. 间歇跑练习

练习者以中等速度跑 400 米，练习 3～5 次，间歇 2 分钟；也可选择 200 米，练习 4 次，间歇 1 分钟；或选择 800 米，练习 2 次，间歇 5 分钟；也可选择 1500 米，练习 2 次，间歇 10 分钟。

4. 行进间跑练习

练习者以中等速度跑 30 米，练习 10 次，每练习完一次走 10 秒；练习距离也可选择 50 米，练习 8 次；或选择 60 米，练习 6 次；也可选择 100 米，练习 5 次。

5. 加速跑练习

练习者加速跑 60 米，练习 6 次，每次练习之间走 20 秒；或练习距离选择 100 米，练习 4 次；练习距离也可选择 200 米，练习 3 次。

6. 小步跑练习

练习者小步跑 50 米，练习 6 次；练习距离也可选择 60 米，练习 4 次。

7. 后蹬跑练习

练习者后蹬跑 30 米，练习 10 次；或练习距离选择 50 米，练习 8 次；练习距离也可选择 60 米，练习 6 次，或距离 100 米，练习 3 次。

8. 变速跑练习

练习者由慢到快，再由快到慢变速跑 80 米，练习 10 次，每次之间走 10 秒；练习距离也可选择 100 米，练习 8 次；练习距离还可以选择 200 米，练习 2 次。

9. 间歇跑练习

练习者跑 50 米，练习 10 次，两次之间间歇 30 秒；也可选择 60 米，练习 8 次，间歇 1 分钟；还可选择 100 米，练习 4 次，间歇 3 分钟。

10. 顺风跑练习

练习者顺风跑 60 米，练习 8 次；也可选择 80 米距离，练习 6 次；还可选择 100 米距离，练习 3 次。

11. 小步跑过渡到快速跑练习

练习者小步跑 10～15 米后，再快速跑 15～40 米，练习 5 次，每次练习中间注意休息。快速跑练习距离也可选择 60～80 米，练习 5 次；还可选择 80～100 米，练习 3～6 次。

12. 高抬腿跑过渡到快速跑练习

练习者先高抬脚跑 10～20 米，接着变快速跑 20～40 米，练习 5 次，每次练习中间注意休息。快速跑练习距离可选择 60～80 米，练习 5～10 次；也可选择 80～100 米，练习 3～6 次。

13. 后蹬跑过渡到快速跑练习

练习者先后蹬跑 15～20 米，接着变快速跑 20～40 米，练习 5 次，每次练习中间注意休息。快速跑练习距离可选择 60～80 米，练习 5～10 次；也可以选择 80～100 米，练习 3～6 次。

14. 原地小步跑 20～30 秒过渡到 20～30 米加速跑后再过渡到快速跑练习

练习者原地小步跑 20～30 秒，听到跑的口令后，加速跑 20～30 米后，过渡到快速跑 20～40 米，练习 5～10 次，每次练习之间走 20 秒。快速跑练习距离还可选择 80～90 米，练习 3～6 次。

15. 原地高抬腿 20～30 秒过渡到加速跑再过渡到快速跑练习

练习者原地高抬腿 20～30 秒，听到跑的口令后，加速跑 20～40 米后，过渡到快速跑 20～40 米，练习 5～10 次，每次练习之间休息 30 秒。快速跑练习距离可选择 60 米～80 米，练习 5～10 次；还可选择 80～100 米，练习 3～6 次。

16. 原地双足跳 20～30 秒过渡到 20～40 米疾跑再过渡到快速跑练习

练习者原地双足跳 20～30 秒，听到跑的口令后，疾速跑后 20～40 米，过渡到快速跑 20～40 米，练习 5～10 次，每次练习之间休息 30 秒。快速跑练习距离可选择 60～80 米，练习 5～10 次；还可选择 80～100 米，练习 3～6 次。

17. 单足跳 30～40 米过渡到快速跑练习

练习者单足跳 30～40 米，过渡到快速跑 20～30 米，练习 5～10 次，练习距离可选择 60～80 米，练习 5～10 次，每次练习之间休息 30 秒。快速跑练习距离可选择 80～100 米，练习 3～6 次。

💡 **本节自测题**

组织进行发展耐力素质的实践训练。

第四节　柔韧性康复训练

柔韧性可以分为主动柔韧性和被动柔韧性。主动柔韧性是指利用肌肉可以使关节活动的范围，被动柔韧性则单纯是关节活动的最大范围。一般来说，女性和幼童的被动柔韧性比较强，但是因为其相应的肌肉发展不足，所以他们在主动柔韧性方面通常不及成年男性。但是无论如何，主动柔韧性不可能超出被动柔韧性的活动范围。影响柔韧性即关节活动范围的因素有关节骨结构，关节周围组织的体积，韧带、肌腱、肌肉和皮肤的伸展性。其中，韧带、肌腱、肌肉和皮肤的伸展性与提高柔韧性关系最为密切。

柔韧性不仅取决于身体的结构，也取决于神经对骨骼肌的调节作用，特别是对抗肌放松、紧张的协调。柔韧性训练可采用拉伸肌肉、肌腱及韧带等组织的方法，有爆发式（急剧的拉长）和渐进式两种。其中，渐进式可以放松肌肉，使筋腱缓慢地拉长，不易引起损伤。

柔韧素质的训练是为了提高人体关节在不同方向上的运动能力，以及肌肉、韧带的伸展能力，对保证动作的协调性，扩大动作的幅度以及防止运动损伤均有益处。许多运动项目，如武术、竞技体操、艺术体操、跳水、花样滑冰、蹦床、散打等，对练习者的柔韧素质都有很高要求。发展柔韧素质不仅可以加大练习者动作幅度，使动作更加优美、协调，而且相对加大动作力量，可以降低受伤的可能性。因此，正确地对戒毒人员进行柔韧训练，能够增强他们的协调性和自信心，提高其柔韧类运动水平和人体的运动能力，具有重要意义。

一、练习方法

柔韧性是身体健康素质的重要组成部分，它是指身体各个关节的活动幅度以及跨过关节的韧带、肌腱、肌肉、皮肤等其他组织的弹性伸展能力。

经常做伸展练习可以保持肌腱、肌肉及韧带等软组织的弹性。柔韧性得到充分发展后，人体关节的活动范围将明显增大，关节灵活性也将增强，从而使做出的动作更加协调、准确、优美，在体育活动和日常生活中也可以减少由于动作幅度加大、扭转过猛而产生的关节、肌肉等软组织的损伤。

（一）发展柔韧性的练习方法

1. 主动或被动的静力性伸展练习

主动或被动的静力性伸展练习行之有效且比较流行。它缓慢地将肌肉、肌腱、韧带拉伸到有一定酸、胀和痛的感觉位置，并维持此姿势一段时间。一般认为停留 10～30 秒为宜，同一部位最好连续重复 4～6 次。这种方法可以较好地控制使用力量，同时由于拉伸缓慢可避免拉伤，比较安全，尤其适合活动少或未经训练的人使用。

2. 主动或被动的动力性伸展练习

主动或被动的动力性伸展练习是指有节奏的、速度较快的、幅度逐渐加大的多次重复一个动作的拉伸方法。主动的动力性伸展练习靠自己的力量拉伸，被动的动力性伸展练习借助外力拉伸。利用该方式进行练习时，所用的力量应与被拉伸的关节的可伸展能力相适应，如果所用力量大于肌肉组织的可伸展能力，肌肉或韧带就会被拉伤。因此，练习时用力不宜过猛，幅度一定要由小到大，先做几次小幅度的预备拉伸，再逐渐加大幅度，从而避免拉伤。

（二）发展柔韧性的锻炼模式

1. 柔韧性练习的强度

柔韧性练习应采用缓慢、放松、有节制和无疼痛的方式练习，做到"酸加、痛停、麻停"。只有通过适当的努力，身体的柔韧性才会增强。随着柔韧性在锻炼过程中的增强，练习强度应逐渐加大。

2. 柔韧性练习的时间和次数

柔韧性练习的时间和次数应是逐渐增加的，每种姿势应从最初的 10 秒练习时间，逐渐增加至 30 秒，重复次数应在 3 次以上。如果是平时进行体育锻炼，做 5～10 分钟的柔韧性练习就足够了，如果是专门为了增强柔韧性或进行职业运动训练，则练习时间必须达到 15 分钟。

3. 循序渐进、持之以恒

初次练习易产生不适感，甚至酸痛感，经过一段时间的练习，疼痛感和不适应感才能消除。如果柔韧性练习停止一段时间，已获得的效果就会有所消退。因此，柔韧性练习要持之以恒才能见效。

4. 柔韧性练习要全面

不论是准备活动中的伸展练习，还是专门发展某些关节的柔韧性的练习，都要兼顾身体各关节柔韧性全面发展，因为在身体活动中，完成动作通常要涉及几个相互关联的部位甚至全身。

5. 柔韧性练习之后应结合放松练习

每次柔韧性练习之后，应做些相反方向的练习，使供血供能机能加强，这有助于伸展肌群的放松和恢复，如压腿后做几次屈膝下蹲动作。

（三）安全提示

在进行柔韧性练习时尤其要注意安全问题。第一，在进行较大强度的肌肉伸展练习前，必须做热身活动，使身体微微出汗。第二，肌肉伸展产生了紧绷感或疼痛感时，就应该停止练习，防止拉伤。

二、练习步骤

（一）上肢与肩的柔韧性练习

1. 正（反）压肩

正（反）手扶一定高度的物体，正压时，体前屈，直臂压肩；反压时，下蹲，直臂压肩。

2. 悬垂

正（反）手握单杠或其他物体，人体保持悬垂状态。

3. 牵引

利用健身房的上肢牵引器械两臂交替练习。

4. 转肩

双手握住 1 米左右的棍、绳或毛巾等物的两端，直臂或屈臂，做体前和体后的转肩运动。

（二）下肢柔韧性练习

1. 弓步压腿

练习者双手叉腰，右脚向前迈出一大步，同时屈膝 90°，左腿膝盖伸直，脚尖向前，两脚全脚掌着地，身体正对前方，髋部向下压。腰部紧绷，重心在两腿之间。注意：支撑腿和腰一定要顶住，不能弯曲。上体与地面垂直，上半身缓缓下压，用力不能过猛。

2. 后拉腿

练习者站立靠墙或者徒手站立，腰背挺直，一只脚站立，另外一只脚往后弯曲，用手帮助拉伸上来，直到小腿贴着大腿。站立 30 秒，重复 3 组后间歇 25 秒，换另外一边。

3. 正（侧）压腿

练习者正（侧）立，单脚支撑，一腿搁于一定高度的物体上，两膝伸直，身体前倾（侧屈）下压。

4. 拉伸大腿后部肌肉

练习者坐在地上，右腿在体前伸直，左腿弯曲，外侧贴近地面，与右腿组成三角形，背部挺直，从胯部开始前倾，双手抓住右脚脚尖，保持这个姿势 30 秒。注意：手触脚尖时不允许有弹动式动作（触不到脚尖也没关系），之后换另一条腿，每条腿拉伸 3～5 次。

5. 拉伸大腿内侧肌肉

拉伸大腿内侧肌肉有两种方法。

方法一：练习者采用坐姿，双脚脚底在身前相互贴紧，膝盖向外撑，并尽量靠近地面，双手抓住双脚踝，保持这个姿势 10 秒，之后放松，重复 3～5 次。

方法二：练习者采用坐姿，双脚在体前伸直并分开，保持背部和膝盖挺直，从胯部向前屈体，双手从腿内侧去抓双脚踝，保持这个姿势，直到感觉大腿内侧被拉紧，之后放松，重复 3～5 次。

6. 拉伸小腿（后部）肌肉

练习者用双臂和一条腿（伸直，脚尖着地）支撑身体，另一条腿屈于体前放松，身体重心集中于支撑脚的脚尖处，脚跟向后、向下用力，感觉到小腿后部肌肉被拉紧，保持紧张状态 10 秒，之后放松，重复 3 次，然后换另一条腿练习 3 次。

（三）腰腹部柔韧性练习

1. 坐位体前屈

练习者采用坐姿，双腿在体前贴紧伸直，上身前倾，用手指去碰触脚尖，尽量让腹部、胸部靠近腿部，保持 20 秒，之后放松。重复 3～5 次。

2. 站立体侧屈

练习者抬头挺胸，两脚平行开立，略比肩宽，左肩向下，手掌沿着大腿外侧缘下伸，脊柱左倾，骨盆向右横移，左手向下至自身极限的最低点。展右臂外旋向左上方伸直，至自身柔韧性的极限位置。坚持 15 秒左右，还原，换另一侧进行同样的练习。重复 3～5 次。

3. 转体

练习者坐在地面上，膝盖弯曲，双脚碰到地面；上半身与地面大约呈

45°，注意拉伸脊柱。躯干和大腿呈"V"字形，双臂伸直向前，两手手指交叉。接着，利用腹部的力量将身体向右转，再回到中心位置，之后以同样的方式将身体向左转。此为一次反复，一般建议进行 2～3 组，每组 8～16 次（也可以每组不计次数，定时完成）。

（四）踝关节和足背练习

增强踝关节的柔韧性，可以提高弹跳力，因为小腿腓肠肌和比目鱼肌以及跟腱的韧带拉长后再收缩，会更有力量。足背的柔韧性好，不但可以增强肌肉收缩力量，而且可以使动作姿态更加优美。

1. 站立拉伸

练习者手扶肋木，用前脚掌站在凳子边上，利用自身体重上下压动，然后在踝关节弯曲角度最大时，停留片刻，以拉长肌肉和韧带。

2. 跪坐拉伸

练习者跪坐在垫上，利用体重前后移动压足背，也可将足尖部垫高，使足背悬空，做下压动作，这样强度更大一些。

3. 坐位拉伸

练习者坐在垫子上，在足尖部上面放置重物，压足背。

💡 **本节自测题**

组织进行提高柔韧性素质的各类训练。

第五节　力量类康复训练

力量训练是通过多次多组有节奏的练习达到改善戒毒人员机体肌肉群力量、耐力和形状的运动方式。不同的次数、组数以及负重都会产生不同的效果。力量的分类形式如表 4-2 所示。

表 4-2　力量的不同分类形式

划分标准	细分种类
按照肌肉收缩形式划分	动力性力量
	静力性力量
按体重与力量的关系划分	绝对力量
	相对力量
按力量的表现形式划分	最大力量
	速度力量
	力量耐力

一、准备活动

正式练习之前，戒毒人员应当进行 10～15 分钟的准备活动，通常以慢跑、徒手操为主。

徒手操是指以徒手形式进行的身体练习。徒手操是根据人体各个部位的特点，按照一定的顺序，由举、振、摆、倒、转、屈伸、绕环等一系列徒手动作组成的基本练习。它不需要借助任何器械设备，也不受场地条件的限制，易于推广，具有广泛的群众性。按不同的人体部位，徒手操可分为颈部、上肢、肩部、下肢和躯干等部位的练习。颈部可以做各个方向的屈、转和绕环动作；上肢和下肢可做各个部位的举、振、摆、屈伸以及各个方向的绕环动作；躯干可朝着各个方向做屈、绕、转和倾倒等动作。按对人体锻炼的不同效果，徒手操可分为发展力量、速度、柔韧性以及放松肌肉等身体素质的练习。编制徒手操时，要遵循人体生理、心理活动的规律，考虑做操对象年龄、性别、特点和身体健康情况。例如，儿童要以活泼的模仿动作为主；青少年应以刚健有力（女生多为姿态优美）、协调性要求较高的动作为主；老年人应以简单易行、缓慢柔和的动作为主。

二、基本训练方法

（一）哑铃练习

哑铃是最常用、最方便且最为有效的健身健美器材之一，有"雕塑肌肉的锤凿"的美誉。哑铃分为固定重量哑铃和可调节重量哑铃，前者一般用生铁浇铸而成，重量固定，在 2～10 千克不等；后者类似于缩小的杠铃，多用硬塑或者生铁制成，长 40～45 厘米，在短铁棒两端套上重量不等的圆形铁片，可以根据需要，通过增加或减少哑铃片的数量来调节哑铃的重量。此外，还有一种袖珍哑铃，表面电镀抛光，重量很轻，小巧玲珑，常用于女子的体操训练。

哑铃的使用方法多种多样，可单手握铃练习，也可双手握铃练习，还可以将哑铃套在脚腕进行练习。练习者可根据不同的需要以及自身的具体情况选择不同的练习方法。长期坚持练习哑铃，可以修饰肌肉线条，强壮肌纤维，增强肌肉耐力。

1. 坐位哑铃练习

练习者坐在可使足端抬高的练习凳上，两手握哑铃放至膝盖处，仰卧于凳上，同时两手握哑铃贴躯干两侧举至与胸廓相平，保持直臂举哑铃（肘关节勿屈）姿势，掌心向前，举哑铃缓慢前屈，直至超过胸前，使两哑铃在胸前接触，再慢慢下放至躯干两侧，直到能够承受的最大伸展位，再次从躯干两侧举起回到练习开始位。

2. 站立举哑铃外展练习

练习者站立，挺胸，膝微屈，两脚分开，稍窄于肩宽，练习过程中保持背部挺直，肘关节微屈，两手握哑铃，掌心相对，推哑铃至髋关节前方10～15厘米处，上臂外展至与地面平行，保持片刻，缓慢放下，回到练习初始位置。

3. 站立举哑铃伸臂练习

练习者站立，挺胸，膝微屈，两脚分开，稍窄于肩宽，两手握哑铃，掌心相对，体前屈至上身平行于地面，双臂自然悬垂（与地面垂直），肘关节微屈，外展双臂至与地面平行，再缓慢放下，回到练习初始位置。

4. 俯卧外展举哑铃练习

练习者俯卧于练习凳上，两肘稍屈，向外侧举哑铃呈飞鸟姿势，两臂还原时放松，反复练习。此动作也可采用直立飞鸟、仰卧飞鸟姿势进行，也可用杠铃片进行练习。

5. 仰卧举哑铃练习

练习者仰卧于倾斜练习凳上（头部稍低），膝盖以下在凳外，足部着地，双臂悬于体侧，掌心向上，屈左前臂举哑铃至左肩处，当肱二头肌收缩到最大限度时，缓慢放下哑铃，回到练习初始位置，换右臂重复以上动作。

6. 坐位单侧肱三头肌力量练习

练习者取坐位，两脚平放于地面，单手握哑铃举过头顶（整套练习中掌心向前），使上臂充分拉伸，缓慢向后放下屈肘至前臂与地面平行。此时，哑铃位于颈部后方，切勿随意晃动，慢慢伸直肘关节回到初始位置。重复以上练习直至达到需要的训练量，再换另一侧上肢练习。

7. 上肢肌肉群单侧哑铃练习

练习者右手握哑铃（掌心向内），将左膝置于平整的凳上，右腿弯曲，脚着地，屈髋，保持左臂伸直和身体平衡。此时，躯干与地面接近于平行，右手举哑铃，保持肘关节紧贴躯干，垂直举哑铃向上至同侧胸廓，再慢慢伸直肘关节回到初始位置。重复以上练习直至达到预定训练强度，再换另一侧上肢练习。

8. 持哑铃屈腕练习

练习者单手握哑铃，掌心向上，坐在凳边，两脚着地，将前臂置于同侧大腿上，腕部、手部悬于膝盖前方，放松手腕直至哑铃被手指紧扣，利用前臂肌肉力量握起哑铃，屈腕，之后放松手指，然后放松手腕，使哑铃回到初始位置。重复以上练习至预定训练强度，换另一侧肢体练习。

9. 持哑铃伸腕练习

练习者单手持哑铃，掌心向下，坐在凳边，两脚着地，将前臂置于同侧大腿上，腕部、手部悬于膝盖前方，放松手腕直至哑铃被手指紧扣，利用前臂肌肉力量握起哑铃，伸腕，然后放松手腕，使哑铃回到初始位置。重复以上练习至预定训练强度，换另一侧肢体练习。

10. 仰卧扩胸

练习者仰卧在练习凳上，两手各持一个哑铃做向体侧放低与上举动作。放低时可稍屈肘，充分扩胸，上举时臂伸直。可采用不同斜度进行练习，也可用杠铃片做此动作。

11. 直臂扩胸

练习者身体直立，两手各持一个哑铃或杠铃片，先直臂举向胸前与肩关节呈水平位置，然后直臂向两侧充分扩胸，随后还原。反复练习。

12. 负重侧拉

练习者两腿伸直，分开站立，一手提哑铃，做体侧屈。练习时要求手臂伸直，身体尽量向侧下方弯曲，两侧轮换练习。此练习也可用哑铃或杠铃片进行。

13. 持哑铃抬下肢练习

练习者双手握哑铃，双臂自然悬垂于体侧（掌心向内），向前抬起一侧下肢，保持背部直挺，抬起肢屈膝 $90°$，其膝盖后方距地面 $0.5\sim1$ 米，再用力将抬起肢伸直回到初始位置。换另一侧下肢重复以上练习，直至完成预定训练强度。注意：向前迈出的步子较小时主要锻炼股四头肌，向前迈出步子较大时更多的是锻炼臀肌和股后肌群。

14. 持哑铃下蹲练习

练习者双手握哑铃，掌心相对，站立，挺胸，双膝微屈，两脚同肩宽，双臂自然伸直放于体侧，下蹲至大腿平行于地面，之后伸直大腿回到初始位置。

15. 快跳

练习者两脚左右开立，两手持哑铃于肩上，向上快速连续跳，同时两臂上举哑铃，连续练习。快跳时要轻快、手脚配合。

（二）杠铃练习

杠铃是人类最早使用的健身器械之一，杠铃训练也是力量训练的一种方式，其目的是增强肌肉力量。杠铃的用途广泛，借助杠铃及不同重量的铁片，运用多次肌力特殊训练技巧，可以使肩部、后背、手臂、胸部等处的脂肪燃烧，塑造健美的线条。此外，杠铃训练还可延缓肌肉老化、增加骨密度、防止骨质疏松。

标准的杠铃是由横杠、杠铃片和卡箍三部分组成的。卡箍用来固定杠铃片。国际标准要求杠铃横杠不超过 2.2 米，直径 0.28 米。每个卡箍重 2.5 千克，两个卡箍之间的距离为 1.31 米。杠铃片的不同颜色表示不同重量，从 1.25 千克到 25 千克不等。红色是 25 千克，蓝色是 20 千克，黄色是 15 千克，绿色是 10 千克，白色是 5 千克。黑色的较轻，一般是 2.5 千克或者 1.25 千克。

杠铃系列中还包括"杠铃片"系列，其主要组成部分为各种支撑架和杠铃片，它是在杠铃力量锻炼的基础上，结合深蹲、卧推等力量练习动作发展而来的。它不仅能够使练习者更多部位的肌肉得到锻炼，还能极大限度地降低杠铃练习对练习者造成伤害的可能性。

1. 持铃耸肩

练习者身体直立，正握杠铃，然后以肩部斜方肌的收缩力，使两肩胛向上耸起（肩峰几乎触及耳朵），直至不能再高时为止，随后还原。反复进行练习。

2. 俯卧上拉

练习者俯卧练习凳上，两臂悬空持杠铃，两臂同时将杠铃向上提，稍停，再还原，反复进行。也可使用哑铃或壶铃进行练习。

3. 直腿硬拉

练习者两腿伸直站立，上体前屈，挺胸紧腰，两臂伸直，以宽握或窄握方式握住杠铃，然后伸髋、展体将杠铃拉起至身体挺直。还原后重新开始。每组练习 2～5 次。上拉时应注意腰背肌群收紧，杠铃靠近腿部。

4. 高翻

练习者两脚站距约同肩宽，双手正握杠铃，握距同肩宽，挺胸别腰，将杠铃提起至大腿中下部迅速发力，翻举至胸部。还原后，再反复进行。

5. 仰卧直臂拉起

练习者仰卧于练习凳上，两臂伸直，在头后方握住杠铃，直臂将杠铃拉起。还原时要慢一些，反复练习。

6. 负重躬身

练习者两臂持杠铃于颈后，两腿开立约与肩同宽，身体直立，腰和腿收紧，上体慢慢前屈，臀部后移（似鞠躬动作），使上体呈水平状态，然后向上挺直身体。可做直腿或屈腿躬身，也可坐在凳上做坐躬身。

7. 颈上卧推

练习者仰卧于卧推架上，可采用宽、中、窄三种握距，手持杠铃或哑铃，先屈臂将其放于颈根部，两肘尽量外展，将杠铃推起至两臂完全伸直。反复练习。

8. 负重转体

练习者身体直立，颈后负杠铃，两足固定，然后向左、右转体至身体极限。反复练习。

9. 颈后深蹲

练习者上体正直，挺胸别腰，抬头，两手握杠，将杠铃置于颈后肩上。做动作时保持腰背挺直，抬头收腹，平稳屈膝下蹲。根据不同的任务和要求，可采用不同的站距（宽、中、窄）和不同的速度（快速、中速、慢速）来做。下蹲或起立时膝与脚尖方向应一致。

10. 胸前深蹲

练习者上体正直，挺胸立腰抬头，两手握横杠将杠铃放置两肩胛和锁骨上，平稳屈膝下蹲。其余要领同颈后深蹲。

11. 颈后半蹲

练习者正握杠铃于颈后肩上，挺胸立腰，屈膝下蹲近水平位置时，伸腿起立。其余要领同颈后深蹲。

12. 颈后坐蹲

练习者肩负杠铃于颈后，挺胸别腰，在练习凳上做屈膝下蹲和伸膝起立动作，下蹲时速度要慢，其余要领同颈后半蹲。

13. 胯拉

练习者置杠铃于两脚中间（胯下），屈膝下蹲握住杠铃，一臂在体前，另一臂在体后，两臂伸直，可用正握、反握或正反握方式握杠铃，挺胸别腰，然后伸腿将杠铃拉至身体挺直。

14. 负重伸小腿

练习者坐在腿伸展练习器一端，脚背前端放在杠铃横杆的下面，两手抓住臀后方的两侧，股四头肌收缩，使小腿向斜上方伸起。随着小腿伸展，上体稍向后仰，使腿部最大限度地伸展。两腿完全伸直后坚持两秒钟，再还原重新开始。另外，此练习也可坐在高凳上，足勾住壶铃或挂上重物，做伸小腿动作。也可在练习器上做伸小腿动作。

15．屈小腿

练习者俯卧在屈腿练习器上，两脚跟勾住杠铃，脚跟靠拢，两脚用力将负重拉起，使圆柱垫子碰到臀部。在负重拉起的同时做俯卧撑起，此时主要发展股二头肌上部力量。当开始牵拉负重时，上体由原来的俯卧撑姿势向下变为平卧在练习器上，此时主要发展股二头肌中部肌肉力量。另外，此练习也可在小腿上捆上沙护腿，做原地屈小腿动作，还可俯卧练习凳上做抗阻力（如将固定于肋木上的橡皮筋一端置小腿踝关节处）的屈小腿动作，或进行双人对抗的屈小腿练习。

16．负重登台阶

练习者肩负杠铃，左腿屈膝踏在高 30～50 厘米的台阶上，右脚支撑于地面。左腿迅速蹬直，与此同时，右脚提起踏上台阶。还原后反复进行。两腿交换练习。

17．负重蹲跳

练习者肩负杠铃，屈膝半蹲后，迅速伸髋、蹬腿，展体起踵做起跳动作。起跳时杠铃固定，练习者保持挺胸、紧腰、抬头、直体姿势，落地时要屈膝缓冲。也可用壶铃进行该项练习，练习者两脚开立与肩同宽，屈膝直臂持壶铃做蹲跳动作（最好两足垫高）。

18．负重提踵

练习者身体直立，颈后负杠铃，两脚站垫木或平地上，用力起踵，稍停后还原。

19．直腿跳

练习者肩负轻杠铃，膝伸直，利用踝关节屈伸的力量向上连续跳起。练习时要控制好杠铃，双腿积极蹬地、富有弹性。

20．负重体侧屈

练习者身体直立，两腿开立约同肩宽，肩负杠铃做左右体侧屈。注意：练习时速度不宜太快，应反复进行。

（三）单（双）杠练习

1. 宽握距引体向上

练习者用宽握距正握（也可用反握）单杠，做引体向上。引体向上时下颌要高过横杠甚至使胸部与横杆平齐，才能有效地锻炼背阔肌。上拉时不要摆动或蹬腿，脚上可系重物。

2. 中握距引体向上

练习者用中握距（与肩同宽）正握单杠悬空，然后迅速地将身体拉起，直到横杠靠近乳头一线，之后还原，反复练习。

3. 杠端引体向上

练习者两手相叠，抓住横杠一端，向上拉起时保持宽肘、背反弓、头后仰的姿势。胸部碰到横杠后还原，反复练习。

4. 颈后宽引体向上

练习者宽握距正握横杠悬空，然后迅速地将身体拉起，直到颈背部高过横杠，之后还原，反复练习。

5. 宽握双杠

练习者脸朝下收紧下颌，弓背，脚尖向前，眼视脚尖；两手宽握双杠，屈臂使身体下降，然后再伸臂把身体撑起。屈臂时尽可能将身体降低一些，不要借力，反复进行。此动作也可脚上系重物或穿沙背心进行练习。

（四）拉力器练习

拉力器是适合大众健身锻炼的器械之一。根据制作材料的不同，拉力器可分为弹簧拉力器、胶带拉力器和滑轮配重拉力器等。弹簧拉力器多由4～6根弹簧组成，两端装有握柄，练习者可通过调整弹簧的数量来调节锻炼强度。胶带拉力器是由橡胶制成的，两端有握柄，中间由橡胶条组成，练习者可根据胶条的松紧度来改变拉力的大小。滑轮配重拉力器主要由定滑轮、配重块和钢丝组成，练习者可以自由地调节配重块的质量。拉力器对于人们锻炼胸部、肩部、臂部和背部的肌肉有很好的效果。

1. 直臂前下压

练习者两臂前上举握住拉力器，做直臂前下压运动，反复练习。

2. 直臂侧下压

练习者两臂侧上举，各握住一拉力器，然后以胸大肌和背阔肌的力量做直臂侧下压动作，反复练习。也可做侧卧直臂下压练习。

3. 双臂下拉

练习者两手以中握距握住拉力器握柄，坐在拉力器正下方，向下拉，使胸下部碰到拉力器握柄，同时挺胸。还原后，反复练习。练习时注意上体勿后仰。

4. 仰卧拉力器扩胸

练习者仰卧在斜板上，两手各握住一个拉力器握柄，掌心向内，然后迅速地朝着髋关节上方拉，直至两手相碰。整个动作中肘关节稍弯曲，利用拉力器的回缩力缓慢还原，再重新开始。

5. 十字下拉

练习者两手握住一副高于头顶的拉力器，掌心相对，用胸大肌收缩的力量使两手靠拢，直至拉力器的两握柄相碰。练习中肘关节要始终保持适度弯曲。还原后再重新开始。握柄相碰位置高时，可发展胸大肌上部肌肉力量；握柄相碰位置在中部或下部时，可发展胸大肌中下部肌肉力量。

6. 内收大腿

练习者坐在一个高为 15～30 厘米的小凳上，两脚靠拢，两膝分开，两手各握一个拉力器握柄并放在两膝内侧，两脚尽量向外展开，然后两膝用力内收，直到两手相碰。还原后重新进行。

（五）肋木训练

肋木的立柱高3～3.2米，宽0.95米，横圆木的间隔为15厘米。可同时立若干组肋木，供多名练习者同时使用。肋木练习繁简不一，内容多样，既可以单人做，也可以双人做；既可做动力性练习，又可做静力性练习。人们可以通过肋木练习增强肌肉力量，发展协调力、平衡力、灵敏度、柔韧性等；也可将肋木的几种练习编成若干节体操，作为准备活动或特殊练习提升身体素质。

1. 悬垂下行

练习者先手脚顺次向上爬行到肋木顶端，然后双脚分开，在肋木上悬垂，接着顺次移动双手，使身体悬垂向下移动，直至双脚落地。

2. 翻越"天梯"

练习者手脚顺次向上爬行到肋木顶端，然后翻越肋木到另一边，接着手脚顺次向下爬行到肋木底部。

3. 打滚行

练习者爬上肋木后，离地不要太高，先松开左手，移动左脚，使身体背朝肋木，左手抓杠；接着再松开右手，移动右脚，使身体面朝肋木，右手抓杠，依照这种方法重复移动练习。

4. 过"电网"

一组练习者合力将一人或一块长板抬起后，从一定高度的肋木空当中间抬过去，要求不能碰到空当上下的杠子。

5. 爬"冰山"

将长木板的一端触地，另一端以一定的坡度斜插入肋木的空当中间固定，练习者沿着长木板爬到顶，然后转身慢慢从长木板上滑下。

6. 蹬高倒立

练习者距肋木一定的距离，双手撑地，双脚顺次向上移动，身体呈斜坡状，然后顺次移动双手和双脚，呈倒立状，最后反向移动双手并向下移动双脚。

7. 高空蹦极

练习者爬上一定高度的肋木后，转身站好，然后跳到下面的厚垫子上，体验下落的感觉。要求垫子是双层厚垫子，练习时高度先低后高。

8. 过"栈道"

以小组为单位，每人双手抓住肋木弯腰并排站立组成"栈道"，练习者由排尾开始，顺次在"栈道"上爬行或行走，体验"栈道"的惊险感受。练习时请一人站在旁边协同保护。

（六）巧用小垫子练习跳跃

1. 跳"A"字形小垫子

跳"A"字形小垫子有以下三种常见的方法。

方法一，将小垫子折叠竖立呈"A"字形，练习者从垫子上跳过。蹬地角度小、向前冲劲过大，是练习者急于跳远的一种心理表现。他们由于只想到要跳得远，忽视了应跳得高，腾空时间过短，不仅难以完成收腹举腿动作，还极容易直腿落地，造成无屈膝缓冲现象，从而发生摔伤事故。跳"A"字形小垫子可以让练习者在用力向前跳的同时，体会到向上用力的感觉，延长身体在空中的滞留时间，便于练习者收腹举腿和屈膝缓冲。

方法二，连续跳"A"字形小垫子。练习者模仿小青蛙连续跳过两三块"A"字形小垫子，不仅有利于练习者掌握空中收腹举腿动作，而且能够增加练习的乐趣。

方法三，将小垫子展开平放，练习者从垫子的一边跳到另一边。这需要练习者对跳过的距离有直观的认识，并根据起跳的远度，确定自己起跳的高度，使蹬地角度适宜。在练习时，为了跳得尽量远，腾空后双脚还会用力前伸，使收腹举腿动作自然形成。

以上三种方法可轮换使用，也可组合使用，经常练习有助于练习者提高自身弹跳力。

2. 从高处向低处跳

对于采用以上方法难于掌握完整动作的学员，可以采用将小垫子垫在地上，从高处向低处跳的方法，增加在空中的滞留时间，体验腾空后的感觉，以便顺利完成收腹举腿的动作。这种练习方法的高度不宜过高，过高容易造成戒毒学员心理恐惧感；但也不宜过低，否则戒毒学员不能体验到腾空的感觉。多次实践表明，高度以 0.5～1 米为宜。

3. 综合练习立定跳远

练习者熟练掌握立定跳远的技术要领后，就可以进行综合练习，即在沙坑里平放一块小垫子，然后在垫子的远端横着拉一色彩鲜艳的彩带，高度约 30 厘米，练习者从近端起跳，注意越过小垫子时一定要从彩带的上方跳过。

三、力量训练原则与注意事项

（一）力量训练原则

1. 递增负荷原则

力量训练主要发展肌肉的三种力量——最大力量、快速力量和力量耐力。通常我们把经过训练后三种力量的增长称为训练效应，要获得训练效应，就要在训练过程中不断增加负荷，以保持负荷对机体的有效刺激，使力量持续得到发展。增加负荷的方法主要有两种：一种是增加负荷的强度；另一种是增加负荷的量，也就是增加练习的组数和次数。负荷的增长方式目前主要有四种：直线式、阶梯式、波浪式和跳跃式。对于练习者来讲，采用直线式增加负荷的方式比较合适，在这种方式中，负荷的动态变化不明显。负荷一般随着练习的次数、时间的不断增加而增加。

2. 力量发展的针对性原则

发展最大力量、快速力量和力量耐力对于康复训练有不同的要求，也就是我们所说的针对性原则。发展最大力量所采用的负荷最大（80%~100%），发展快速力量所采用的负荷最小，只有10%~20%，而发展力量耐力需要采用40%左右的负荷才能起到比较好的效果，当然，具体操作时会存在个体差异。

3. 力量练习顺序

由于力量训练牵涉全身的诸多肌群，在练习的时候需要考虑肌群发展的顺序问题。一般来讲，发展肌肉力量应先从下肢开始，然后是上肢、腰腹及背肌。从关节参与肌肉活动的角度讲，应先发展多关节肌肉的力量，然后发展单关节肌肉的力量，最后发展远端小肌群的力量。在发展力量的时候要考虑力量发展的均衡性，以及身体体形发展的协调性。

4. 力量发展的可逆性原则

通过力量训练所获得的力量增长是可逆的，在长时间没有练习的情况下，力量会逐渐消退，包括肌肉体积变小，骨骼和肌肉负荷能力减小，一直到接近于训练前的状况。因此，练习者要维持通过训练所获得的力量，就必须持续进行训练。一般来讲，每周两次的力量训练，基本能够保证力量的维持。

（二）力量训练注意事项

1. 注重呼吸和注意力的配合

练习者在进行力量训练时，应全神贯注，使意念活动与练习动作紧密配合，在训练过程中要保持正常呼吸，不依靠憋气去完成练习，因为憋气会引起胸腔内压升高，使动脉血液受阻，导致脑贫血甚至休克。练习过程要认真，不做与练习无关的事情。

2. 注重相关练习要求

每个力量练习动作都有其内在的健身意义和动作要求，只有按照要求去训练，才能很好地发展肌肉力量，否则将影响康复训练效果。练习者应遵循"练习肌肉工作、胁从肌肉适度紧张、不相关肌肉尽量放松"的原则，减少力量训练过程中无谓的能量消耗，减轻身体练习的负担。

3. 合理安排负荷

力量康复训练中，适当采用机体不同部位交替进行力量训练，这样更有利于肌肉疲劳的消除。在安排力量训练时，可以采用中等负荷和小负荷交替进行的方法，这样在总体负荷量一定的情况下，减少了练习的负荷强度，练习者能够更好地完成相关练习。在康复训练时，指导员不宜安排大负荷和极限负荷的力量训练，因为这两种负荷对练习者的实际意义不大，还容易导致伤病。

4. 注重保护与帮助

力量训练中，凡是练习者不能轻松完成，且对练习者存在一定安全隐患的练习，如负重深蹲、卧推等依靠重量器械完成的力量练习，指导员应为练习者提供保护与帮助。在这一过程中，指导员与练习者之间的距离应恰当，既不影响练习者的练习，又能及时为练习者提供保护或帮助。

5. 注意力量练习后的放松

进行力量训练时，参与锻炼的肌肉应充分收缩和拉伸，参与训练的关节运动幅度要合适。力量训练结束后，练习者的肌肉会出现充血、胀硬、酸痛等一系列不良反应，因此训练结束后，应进行必要的按摩、抖动、静力性被动牵拉和其他放松动作，以快速消除疲劳，促进体力恢复，保持良好的肌肉工作状态，避免力量训练后的不良反应持续时间太长。

力量训练主要是无氧运动，但我们可以通过循环练习的方式使之兼具有氧运动的优点，将无氧代谢产生的乳酸再次分解利用，减少肌肉不适感。

除此之外，我们还必须注意动作的标准性。十次不标准的动作不如一次标准动作的效果好。力量训练中不要因为动作完成吃力，就借用身体其他部位的协助。这种借力行为容易导致运动损伤，同时也会因为没有让目标肌肉群得到足够的锻炼而导致运动康复效果大打折扣。

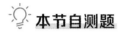 **本节自测题**

组织进行提高各类力量素质的各种训练。

第六节 康复巩固期运动训练的意义

身体机能是一切人类生命活动和目标行为的动力基础，是人们休闲健身、享受生活、创造生活的首要载体。科学的运动康复训练，对于提高戒毒人员身体素质，增进戒毒人员身体机能，调整戒毒人员心理状态，改善戒毒人员大脑功能，具有其他手段无法替代的作用。

一、对心血管系统功能的影响

戒毒人员适当地进行运动康复训练能促进心脏健康。有规律的运动训练，可以减慢戒毒人员静息时的心率，减少心脏的工作时间，增强心脏功能，保持冠状动脉血流畅通，可更好地供给心肌所需要的营养，使戒毒人员患心脏病的风险大大降低。

运动康复训练可使戒毒人员心肌细胞内的蛋白质合成增加，心肌纤维增粗，使得心肌收缩力量增加，这样可使其心脏在每次收缩时将更多的血液射入血管，心脏的每搏输出量也随之增加。长时间的体育锻炼还可使其心室容量增大。

运动康复训练可以增加血管壁的弹性。随着年龄的增加，人们血管壁的弹性逐渐下降，继而可诱发高血压等退行性疾病。从这一点来看，运动康复训练对于戒毒人员维持长远的健康效果是十分有益的。

运动康复训练可以促使戒毒人员体内大量毛细血管开放，加快血液与组织液的交换，加快新陈代谢的水平，增强机体能量物质的供应能力和代谢物质的排出能力。

运动康复训练可以显著降低戒毒人员的血脂含量（胆固醇、B-蛋白质、三酰甘油等），改变其血脂质量，有效地防治冠心病、高血压和动脉粥样硬化等疾病。

二、对运动系统功能的影响

戒毒人员长期坚持运动康复训练，对其骨骼、肌肉、关节和韧带都会产生良好的影响：经常运动可使肌肉保持正常的张力，并通过肌肉活动给骨组织以刺激，促进骨骼中钙的储存，预防骨质疏松，同时使关节保持较好的灵活性，使韧带保持较佳的弹性。运动康复训练可以增强戒毒人员运动系统的准确性和协调性，使其可以轻松自如、有条不紊地完成多种复杂的动作。

三、对呼吸系统功能的影响

进行运动康复训练，特别是做一些伸展扩胸运动，可以使戒毒人员的呼吸肌力量加强、胸廓扩大，有利于肺组织的生长发育和肺的扩张，使肺活量增加。经常性的深呼吸运动，也可以促使肺活量的增长。大量实验表明，经常参加体育锻炼的人，肺活量值高于一般人。运动康复训练由于加强了呼吸力量训练，可使戒毒人员呼吸深度增加，有效地增加肺通气量。研究表明，一般人在运动时肺通气量能达到 60 升/分左右，有体育锻炼习惯的人运动时肺通气量可达 100 升/分。

四、对中枢神经系统的影响

运动康复训练能改善戒毒人员神经系统的调节功能，提高神经系统的判断能力，帮助戒毒人员及时做出协调、准确、迅速的反应。研究指出，经常参加体育锻炼，能明显提高脑神经细胞的工作能力。反之，如果缺乏必要的体育活动，大脑皮层的调节能力将相应下降，造成平衡失调，甚至引起某些疾病。

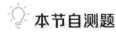 **本节自测题**

　　康复巩固期运动训练的意义有哪些？

第五章

回归指导期的运动康复

◆ 学习目标

通过本章的学习，了解戒毒人员回归社会的准备阶段应具有的身体机能，熟悉回归指导期戒毒人员运动康复的基本情况，掌握回归指导期运用运动康复的基本内容与方法。

◆ 重点提示

回归指导期适宜的运动康复方法是学习的重点。

◆ 引言

回归指导期的对象为经过康复巩固期治疗后，身体已经基本康复的强制隔离戒毒人员。回归指导期戒毒工作人员针对戒毒人员进行回归社会的适应性教育，开展综合性评估，出具综合性诊断报告；开展形势政策教育、就业指导；鼓励被责令接受社区康复的人员到戒毒康复场所进行社区康复，帮助戒毒人员了解社区戒毒（康复）的机构和流程；安排出所前体检；为戒毒人员构建后续帮扶平台，构建家庭和社会支持系统，做好戒毒人员回归社会后续衔接帮扶工作。回归指导期管理时间不得少于一个月。在这一期间，戒毒人员必须进行必要的运动康复训练，以便更好地适应社会。

回归指导期的运动康复训练以提高戒毒人员社会适应能力为主，同时使其身体素质进一步提高，速度、耐力、灵敏度、力量、柔韧性等身体素质达到或超过正常标准。在该阶段，戒毒人员能够通过自身调节，激发对生活和工作的兴趣，进而把自己与社会联系起来，提高社交和工作技能，展示自身社会价值，为回归社会做好准备。

第一节　回归指导期体能训练的前期准备

一、前期准备

1. 医学健康检查

确保参与本阶段运动康复训练的戒毒人员在心率、血压、肺活量等方面状况良好，能够承受本阶段的运动康复训练负荷，没有不适宜训练的疾病存在。

2. 场地检查与训练损伤的预防

负责本阶段运动康复训练的指导员要提前对场地和器材进行检查。主要内容包括：场地和器材的规格、重量、大小、长短等指标是否符合规范要求；场地和器材是否能够满足运动康复训练的需要；场地和器材有无安全隐患存在。对于即将参与本阶段运动康复训练的戒毒人员要进行运动康复训练常识的讲解，使其了解本阶段运动康复训练的特点、目标，以及训练疾病和训练损伤的原理与预防等。

3. 体能状态诊断

开始运动康复训练之前，指导员要对本阶段所要进行的运动康复训练项目进行测试，了解戒毒人员体能水平，并以此为基础和依据制定本阶段的运动康复训练目标。

4. 制定运动康复训练目标

运动康复训练目标的制定主要参考戒毒人员的体能测试结果、现实的场地器材情况和一般预期目标三个方面。制定的目标要高于戒毒人员现阶段的体能水平，并且经过运动康复训练能够达到，这样才有现实意义。

5. 建立训练监控机制

根据本阶段运动康复训练负荷比前两个阶段大的特点，重点对戒毒人员训练后的身体机能反应进行监控。

二、运动康复训练的目标

运动康复训练的目标主要包含协调、平衡能力等方面。这一阶段目标只作为本阶段运动康复训练的努力方向，不作为考核的硬性指标。

三、运动康复训练计划的制订

运动康复训练计划主要包含一些要素和具体执行方法和手段。不同训练过程的设计有很多共通之处，在设计时应主要做好以下工作。

① 了解戒毒人员起始体能状态。

② 选择本阶段的体能康复内容。

③ 按照回归社会适应期的时间阶段，划分出每周、每次的运动康复训练任务。

④ 选择达到运动康复训练目的的训练方法和手段。

⑤ 确定康复练习方法的负荷要求。

四、运动康复训练计划的实施

第一，指导员应全面抓好运动康复训练的实施，严格管理，培养戒毒人员接受训练时良好的作风和态度，使其高质量地完成每一次运动康复练习。

第二，根据运动康复训练手册的指导方法，充分发挥指导员的主导作用，做到精讲多练，对戒毒人员的运动康复训练要求尽量做到因人而异。

第三，重视训练后的恢复过程，监督戒毒人员认真执行安排的恢复活动和措施，确保后续运动康复训练顺利进行。

第四，每次运动康复训练后要对训练效果进行总结，同时了解戒毒人员的体会和意见。

第五，运动康复训练过程中，指导员要认真做好计划实施的现场记录，把训练内容、负荷、效果以及测试数据，作为训练档案资料积累起来，每周整理统计一次。每个月为一个运动康复训练大周期，检验运动康复训练计划的完成情况。

第六，每个训练大周期结束后，指导员要在运动康复训练效果评定的基础上，认真进行总结、对比，并对下一周期训练计划做必要调整。

本节自测题

为回归指导期的戒毒人员制订一个合理的运动康复训练计划。

第二节　协调类运动康复训练

协调训练是形成运动技能和技术的基础，主要包括各种习惯动作的身体练习、反向完成动作练习、改变已习惯动作的速度与节奏练习、以游戏方式完成复杂动作练习、用不习惯组合动作对已掌握的动作进行复杂化练习、利用器械或自然环境做各种较复杂练习、使用信号或条件刺激做改变动作练习等。通过协调训练可以提高戒毒人员机体不同系统、不同部位和不同器官协同配合的能力。

协调训练方法包括单个动作系列重复练习法和动作组合式练习法。

一、单个动作系列重复练习法

1. 肩绕环

由直立双臂上举开始。一臂伸直依次向前、向下、向后、向上画圆摆动，同时另一臂向后、向上、向前、向下画圆摆动，均以肩关节为轴。依次进行。

2. 纵跳

双脚并拢，手臂弯曲向上跳。

3. 前后跳

双脚并拢，手臂弯曲向上跳的同时向前或向后跳。

4. 转向跳

双脚并拢手，臂弯曲向上跳，跳起后转体180°，着地时注意保持身体平衡，可同时向左或向右跳。

二、动作组合式练习法

1. 立卧撑跳起转体 360°

由俯卧撑姿势开始，双腿屈膝抬大腿，呈全蹲姿势。起立后立刻双脚蹬地，全力、快速纵跳，双臂积极上摆，在空中转体 360°。随后迅速屈膝下蹲，在双手即将撑地时，双脚向后伸蹬，呈俯卧撑姿势。连续进行。

2. 全身波浪起

由双腿左右稍开立开始。先做直腿体前屈，然后依次进行向前跪膝（收腹、含胸、低头）、向前挺髋（收腹、含胸、低头）、向前挺腹（含胸、低头）、挺胸、抬头，使身体呈反"S"形波动，两臂在体侧画圆。连续进行。

3. 身体不协调动作组合练习

练习者上右步的同时上举右手，上左步的同时上举左手，右步后退时右手叉腰，左步后退时左手叉腰，变换节奏进行练习。

☼ 本节自测题

组织进行提高协调性的各种实践训练。

第三节 平衡类运动康复训练

平衡类运动康复训练是以恢复或改善身体平衡能力为目的的康复性训练。平衡力是维持身体姿势的能力，能够综合反映戒毒人员的中枢神经、前庭分析器、本体感受器及视觉感受器的机能。一般利用平衡板、平衡木或在窄道上做步行运动、身体移位运动、平衡运动等进行平衡练习。这里简要介绍单脚站立和顶物走两种训练方式。

（一）单脚站立

单脚站立可以初步训练练习者在重心偏离常态时的身体平衡感。练习者一只脚站立，另一只脚抬起，上身保持不动。双手左右侧平举，身体保持正直，目视前方站稳。换脚练习，并逐渐延长站立时间。注意：单脚站立时尽量不要东摇西晃。

（二）顶物走

顶物走可以初步锻炼练习者在动态中保持平衡的能力。在地面上画一直线，练习者头顶一本书或一个枕头站在起点；沿直线走，同时保持头上的东西不掉下来。在练习达到一定程度时，可以将直线改为折线或弧线。注意：训练时切忌用手扶头上的东西。

☀ 本节自测题

组织进行提高平衡性素质的各类训练。

第四节　回归指导期运动康复训练的意义

在现实生活中，每个人的身体和精神是密不可分的。毛泽东在《体育之研究》一文中指出："体育之效，至于强筋骨，因而增知识，因而调感情，因而强意志，筋骨者吾人之身，知识感情意志者吾人之心。身心皆适，是谓俱泰。"这一精辟的论述充分说明体质强壮、精力充沛、生命力旺盛，对一个人的精神面貌、思想情绪和心理状态具有重大的影响和作用，因此戒毒人员在即将回归社会的阶段仍然要坚持运动康复训练，最终以崭新的面貌重返社会。此阶段运动康复训练有以下几方面意义。

一、是戒毒人员完全脱离毒瘾的有效保证

在回归指导期，戒毒人员身体状况逐渐趋于正常人，这时候他们要继续保持常规的运动康复训练，通过最后的协调素质的训练和平衡素质的训练让全身系统的协调配合能力得到提高，享受运动的快乐，认识到拥有健康体魄的重要性，深刻地意识到毒品的危害，这也是戒毒人员完全脱离毒瘾的有效保证。

二、是戒毒人员重拾生活信心的有效途径

最后阶段的常规运动训练，对戒毒人员心理的发展（如增强信心、建立良好的人际关系、培养稳定的情绪、培养独立和处事果断的生活能力等）有巨大的推动作用，有助于戒毒人员对未来充满希望，重拾生活的信心，更好地回归社会。

三、是戒毒人员建立健全人格的有效保障

常规的运动训练，特别是戒毒人员感兴趣的运动项目，能使戒毒人员产生非常美妙的情感体验，使其心情舒畅。运动的激励可以增强戒毒人员的自尊心、自信心和自豪感。运动还能调节戒毒人员某些不健康的心理和情绪（如消除沮丧和消沉情绪），有助于戒毒人员人格的健全。

第六章

传统体育在运动康复中的应用

◆ 学习目标

通过本章的学习，了解传统体育的运动项目，熟悉传统体育运动项目的具体内容，掌握传统体育运动项目在现代康复学中的运用。

◆ 重点提示

传统体育运动项目在戒毒人员运动康复中的运用是学习的重点。

◆ 引言

传统体育运动项目通过姿势的调整、呼吸的锻炼、意念的运用来调节和增强人体各部分的身体机能，诱导和启发人体内在潜力，起到防病、治病、益智、延年的作用。传统体育运动项目，特别是太极拳，具有内外合一、形神兼备的民族风格，它既讲究形体规范，又要求意随形走，且不受年龄、性别、时间、气候、场地、器材的条件限制，易学易练，非常适合强制隔离戒毒人员练习。

第一节　传统体育康复训练的内容

中国传统运动项目有很多，在戒毒人员运动康复过程中经常被用到的有五禽戏、太极拳、健身气功、易筋经等。

一、五禽戏

五禽戏分别是虎戏、鹿戏、熊戏、猿戏和鸟戏，每种动作都模仿了相应的动物动作。传统的五禽戏又称华佗五禽之戏，共有 54 个动作。由原国家体委新编的简化五禽戏，每戏分两个动作，分别为：虎举、虎扑；鹿抵、鹿奔；熊运、熊晃；猿提、猿摘；鸟伸、鸟飞。每种动作都是左右对称地各做一次，并配合气息调理。

传统养生讲究闲心与劳形，即精神要悠闲，形体要运动。现代医学研究证明，五禽戏是一套可以使全身肌肉和关节都能得到舒展的医疗体操。五禽戏在锻炼全身关节的基础上，不仅能改善心肺功能，提高心肌供氧量，还能增强心脏泵血能力，促进组织器官的正常发育。

二、太极拳

太极拳是综合历代各家拳法，结合古代的导引术和吐纳术，吸取古典哲学和传统的中医理论而形成的一种内外兼练、柔和、缓慢、轻灵的拳术。"太极"一词源自《周易·系辞》的"是故《易》有太极，是生两仪"，它有"至高、至极、绝对、唯一"的意思。经常练习太极拳可以锻炼人的反应能力、力量和速度等身体素质。太极拳技击法皆遵循阴阳之理，以"引化合发"为主要技击过程。技击中，由听劲感知对方来力大小及方向，"顺其势而改其路"，将来力引化掉，再借力发力。

太极拳有八种劲：掤（用于化解或合力发人）；捋（用于借力向后引力）；挤（对下盘的外掤劲）；按（对上盘的外掤劲，或作反关节拿法）；采（顺力合住对方来力，或作拿法）；挒（以侧掤之劲破坏对方平衡）；肘（以肘尖击人）；靠（以肩膀前后寸劲击人）。太极拳的特点十分鲜明：以柔克刚，以静待动，以圆化直，以小胜大，以弱胜强。

太极拳是遵循生理规律的健身运动，是一种健康的养生方法，也是在我国具有广泛群众基础的传统运动项目。我国学者应用自然科学和社会科学的研究方法，根据太极拳运动对人体的影响，发现坚持练习太极拳具有很好的养生保健功效，对强身健体和提高生活质量有很大作用。

现代心理学研究表明，人的情感与健康关系密切。乐观向上的生活态度有益于身心健康，而过度的喜、怒、哀、乐、恐、惊等情感则会给健康带来危害。太极拳理念为"善养生者养内，不善养生者养外"，其中养内重在养心，要求保持清静无为、不苛求自我、泰然处之的自足心态；通过自我意念控制，使身心获得最大程度的放松。太极拳修炼到一定层次后，每一次演练都力求人生的自我感悟、人性的自我净化、人格的自我完善和内心的自我更新。"拳无拳，意无意，无意之中是真意"，这是太极拳对心理调节要求的最高境界。

在传统观念中，人们多重视太极拳的强身健体功能，其实太极拳还能有效地磨炼人的意志，提高人的心理素质，使人的心情平静下来。太极拳的演练本身也是一个意志行为过程，日复一日、年复一年，在不断提高练习者技术水平的同时，也不断提高其意志水平。在人格方面，太极拳能使人变得刚毅、开朗、乐观，学会控制自己的需求和情绪，学会解决自己的情绪问题，使自己的个性更趋于成熟。集体练习太极拳还能增加人与人之间的交流，使人摆脱烦恼和痛苦，消除孤独感。人的心理不是孤立的，心与身是相互协调、相互影响的。现代社会人们生活节奏加快，人际关系比较紧张，感情容易冲动，而练习太极拳需要恒心和耐力，因此能够增强人们自我控制能力，使人们情绪更加稳定。

1955 年，北京运动医学研究所曲绵域研究员等人运用自然科学研究方法，对太极拳的养生保健作用进行研究。他们在同年龄段的老人中随机选出 32 名经常练习太极拳的老人和 56 名不练太极拳的老人，进行了较为详细的医学检测和比较观察。结果发现，练习太极拳对老人神经系统、心血管系统、呼吸系统、运动系统、消化系统都具有良好的影响。经常练习太极拳的老人各方面的生理指标和整体健康状况，都比不练习太极拳的老人状况好。他们的研究成果伴随着 1956 年国家体委组织创编并推广的"简化太极拳"和 1962 年人民体育出版社出版的《太极拳运动》一书，传播开来。

三、健身气功

健身气功是一种以呼吸的调整、身体活动的调整和意识的调整（调息、调形、调心）为手段，以强身健体、防病治病、健身延年、开发潜能为目的的身心锻炼方法。健身气功通过特定的修炼方法，使机体的组织、器官在功能上更加有序化与协同化。由于练习的方法不同，所产生的生理变化也会不一样，这种不一样就是健身气功的生理效应。健身气功建立在整体生命观理论的基础上，通过主动地内向性运用意识的活动，改造、提高人体的身体机能，使人们把自然的本能变为自觉的智能。

四、易筋经

易筋经是改变筋骨，通过修炼丹田真气打通全身经络的内功方法。易筋经功法特点如下。

1. 动作舒展，伸筋拔骨

易筋经要求上肢、下肢、躯干充分屈伸、外展内收，从而使人体的骨骼及大小关节在传统定势动作的基础上，尽可能多方位和广角度地活动。通过拔骨达到伸筋效果，牵拉人体大小肌群和筋膜，以及大小关节处的肌腱、韧带、关节囊等结缔组织，促进活动部位软组织血液循环，改善软组织营养代谢过程，提高肌肉、肌腱、韧带等软组织的柔韧性、灵活性和骨骼、关节、肌肉等组织的活动功能，达到强身健体的目的。

2. 柔和匀称，协调美观

易筋经的动作舒展、连贯、柔畅、协调，动静结合。肢体训练的路线为简单的直线和弧线；肢体训练的幅度，是以关节为轴的自然活动角度所呈现的身体活动范围。训练时动作平稳，身体移动缓慢、流畅，同时肌肉放松，用力圆柔轻盈、刚柔相济。

3. 注重脊柱的旋转屈伸

脊柱的旋转屈伸有利于对脊髓和神经根产生刺激，增强其控制和调节功能。易筋经中有很多以腰为轴的脊柱旋转屈伸训练，如"九鬼拔马刀势"中的脊柱左右旋转屈伸动作，"打躬势"中椎骨节节拔伸前屈和脊柱节节放松伸直动作，"掉尾势"中脊柱前屈并在反伸的状态下做侧屈、侧伸动作。练习者可以通过脊柱的旋转屈伸训练带动四肢、内脏的训练，动静自然、形神合一地完成动作。

💡 **本节自测题**

1. 五禽戏的基本内容是什么？

2. 长期练习太极拳对身体有什么益处？

3. 易筋经的特点有哪些？

第二节　传统体育康复训练的方法及要求

一、练习五禽戏的方法及要求

1. 虎戏

练习者脚后跟靠拢呈立正姿势，两臂自然下垂，两眼平视前方。

（1）左式。

练习者两腿屈膝下蹲，重心移至右腿，左脚虚步，脚掌点地、靠于右脚内踝处，同时两掌握拳提至腰两侧，拳心向上，眼看左前方。左脚向左前方斜进一步，右脚随之跟进半步，重心落于右腿，左脚掌虚步点地，同时两拳沿胸部上抬，拳心向后，抬至口前两拳相对翻转变掌向前按出，高与胸齐，掌心向前，两掌虎口相对，眼看左手。

（2）右式。

动作与左式相同，唯方向左右相反。

2. 鹿戏

练习者身体自然直立，两臂自然下垂，两眼平视前方。

（1）左式。

练习者右腿屈膝，身体后坐，左腿前伸，左膝微屈，左脚虚踏；左手前伸，左臂微屈，左手掌心向右，右手置于左肘内侧，右手掌心向左。两臂在身前同时逆时针方向旋转，左手绕环幅度较右手大些，同时注意带动腰胯、尾骶部逆时针方向旋转，之后缓慢过渡到以腰胯、尾骶部的旋转带动两臂的旋转。

（2）右式。

动作与左式相同，唯方向左右相反，绕环旋转方向亦有顺逆不同。

3. 熊戏

练习者身体自然站立，两脚平行分开与肩同宽，双臂自然下垂，两眼平视前方。右腿屈膝，身体微向右转，同时右肩向前下方晃动，右臂亦随之下沉，左肩则向外舒展，左臂微屈上提。然后左腿屈膝，其余动作与上左右相反。如此反复晃动，次数不限。

4. 猿戏

练习者脚跟靠拢呈立正姿势，两臂自然下垂，两眼平视前方。

（1）左式。

练习者两腿屈膝，左脚向前轻灵迈出，同时左手沿胸前如取物样向前探出，将达终点时，手掌撮拢呈勾手，手腕自然下垂。右脚向前轻灵迈出，左脚随至右脚内踝处，脚掌虚步点地，同时右手沿胸前如取物样向前探出，将达终点时，手掌撮拢呈勾手，左手同时收至左肋下。左脚向后退步，右脚随之退至左脚内踝处，脚掌虚步点地，同时左手沿胸前如取物样向前探出，最终成为勾手，右手同时收回至右肋下。

（2）右式。

动作与左式相同，唯左右相反。

5. 鸟戏

练习者两脚平行站立，两臂自然下垂，两眼平视前方。

（1）左式。

练习者左脚向前迈进一步，右脚随之跟进半步，脚尖虚点地，同时两臂慢慢从身前抬起，掌心向上，与肩平时两臂向左右侧方举起，随之深吸气。右脚前进与左脚相并，两臂自侧方下落，掌心向下，同时下蹲，两臂在膝下相交，掌心向上，随之深呼气。

（2）右式。

动作同左式，唯左右相反。

二、练习太极拳的要求及要领

1. 太极拳训练要求

（1）静心用意，呼吸自然，即练拳时思想安静集中，专心引导动作，呼吸平稳，深浅自然，不可勉强憋气。

（2）中正安舒，柔和缓慢，即身体保持舒松自然、不偏不倚的状态，动作如行云流水、轻柔匀缓。

（3）动作弧形，圆活完整，即动作要呈弧形或螺旋形，转换时圆活不滞，同时以腰作轴，上下相随，周身组成一个整体。

（4）连贯协调，虚实分明，即动作要连绵不断、衔接和顺，处处分清虚实，重心保持稳定。

（5）轻灵沉着，刚柔相济，即每一动作都要不浮不僵，外柔内刚，发劲要完整，富有弹性，不可使用拙力。

2. 练习太极拳的要领

（1）虚领顶劲：头颈似向上提升，并保持正直，要松而不僵可转动。

（2）含胸拔背、沉肩垂肘：胸要含不能挺，肩不能耸而要沉，肘不能抬而要下垂，全身要自然放松。

（3）手眼相应，以腰为轴，移步似猫行，分清虚实：打拳时必须上下呼应，融为一体，要求动作出于意，发于腰，动于手，眼随手转，两下肢弓步和虚步交替分明，练到腿上有劲，轻移慢放没有声音。

（4）动中求静，动静结合：肢体动而脑子静，思想要集中于打拳。

（5）式式均匀，连绵不断：每一式的动作快慢均匀，而各式之间又连绵不断，全身各部位肌肉舒松协调而紧密衔接。

（6）有意地运用腹式呼吸法，加大呼吸深度，从而改善呼吸机能和血液循环。

练习太极拳是一个循序渐进的过程，需要持之以恒。同时，在练习时应多加观摩，相互学习交流。只有经过认真的练习和不断的努力，才可以达到强身健体的效果。

3. 二十四式太极拳动作及简化口诀

（1）预备势。

口诀：并脚直立　两臂下垂　手指微屈　虚领顶劲　下颌微收　舌抵上腭　双眼平视　全身放松

（2）起势。

口诀：左脚开立　两臂前举　屈膝按掌

（3）左（右）野马分鬃。

口诀：后坐撇脚　收脚抱球　转体上步　弓步分手

（4）白鹤亮翅。

口诀：稍右转体　跟步抱球　后坐转体　虚步分手

（5）左（右）搂膝拗步。

口诀：后坐撇脚　摆臂收脚　上步屈肘　弓步搂推

（6）手挥琵琶。

口诀：跟步展臂　后坐引手　虚步合手

（7）左（右）倒卷肱。

口诀：稍左（右）转体　撤手托球　退步卷肱　虚步推掌

（8）左（右）揽雀尾。

口诀：转体撤手（后坐扣脚）收脚抱球　转体上步　弓步掤臂　摆臂后捋　转体搭手　弓步前挤　转腕分手　后坐引手　弓步前按

（9）单鞭。

口诀：转体运臂　右脚内扣　上体右转　勾手收脚　转体上步　弓步推掌

二十四式
太极拳

（10）云手。

口诀：后坐扣脚　转体松勾　并步云手　开步云手　并步云手　开步云手　并步云手　扣脚云手

（11）高探马。

口诀：跟步托球　后坐卷肱　虚步推掌

（12）右蹬脚。

口诀：穿手上步　分手弓腿　收脚合抱　蹬脚分手

（13）双峰贯耳。

口诀：屈膝并手　上步落手　弓步贯拳

（14）转身左蹬脚。

口诀：后坐扣脚　转体分手　收脚合抱　蹬脚分手

（15）左下势独立。

口诀：收脚勾手　屈蹲撤步　仆步穿掌　弓腿起身　独立挑掌

（16）右下势独立。

口诀：落脚勾手　碾脚转体　屈蹲撤步　仆步穿掌　弓腿起身　独立挑掌

（17）右穿梭。

口诀：落脚抱球　转体上步　弓步架推

（18）左穿梭。

口诀：后坐撇脚　收脚抱球　转体上步　弓步架推

（19）海底针。

口诀：跟步提手　虚步插掌

（20）闪通臂。

口诀：提手提脚　弓步推掌

（21）转身搬拦捶。

口诀：后坐扣脚　坐腿握拳　摆步搬拳　转体收拳　上步拦掌　弓步打拳

（22）如封似闭。

口诀：穿手翻掌　　后坐引手　　弓步前按

（23）十字手。

口诀：后坐扣脚　　弓步分手　　交叉搭手　　收脚合抱

（24）收势。

口诀：翻掌分手　　垂臂落手　　并步还原

4. 练习健身气功的方法及要求

人们练习健身气功的目的是调节呼吸、强身健体，因此在练习时要特别注意呼吸吐纳。开始练功之前要注意端正身形，放松入静，静养元气。

（1）端正身形。

双脚平行站立，与肩同宽，意想肩井穴与涌泉穴垂直相对；双膝微微前屈，膝盖不能超过脚尖。具体来说，一是要松腰沉髋，使臀部自然下沉，把重量全部沉到脚上，同时敛臀，把命门穴打开，即把腰部的生理弯曲尽量拉直，使脊椎关节节节对准下沉；二是要含胸、沉肩、坠肘，练功时肩关节向下松沉并向前微合，肘关节下垂并向外微撑，气沉丹田，腋下虚掩，要留空，不能紧贴肋部，双臂的动作就像抱着一个气球一样，肩、肘、腕这三个关节的动作要力求做成圆弧状，不能出现死角，与含胸配合起来组成一个圆；三是要百会虚领，意念中百会穴上仿佛有一绳轻轻牵吊，并且百会穴与会阴穴要保持在同一条垂直线上，后颈挺拔，髋部下沉；四是要两眼垂帘，即双目微闭，仅留一缝之光，目光自然平视。

（2）放松入静。

首先，动作要符合规范，练功时的身体姿势与练习方法要正确，要合乎功法要求，做到"身形中正"，这是放松的最基本要求和前提条件。其次，要适当用意，用意念引导身体放松。先是用意念放松面部肌肉，特别是眉心和嘴角周围的肌肉，然后放松颈部，此时意念可分为两支，一支从肩膀向下，意想从肩松沉到肘部、腕部，一直松到指节，节节松开；另外一支是由颈椎向下，一节一节地对准下沉，沉到胯部，再由胯松沉到膝盖，一直到脚上。如此反复几遍，即可收到良好的效果。最后，要坚持练习，循序渐进，卸掉拙力。这一过程被称为"换劲"，初学者动作尚未定型，因此建议采用延长时间的方法，刚开始练时以站五分钟为宜，待动作熟练、不易走形时，再逐渐延长时间，一般在一周内，延长到半个小时左右为宜。

（3）静养元气。

要严格遵循中正安舒、心静体松的练功要求，锻炼强度以个人的舒适度为依据，适当延长预备势的时间；练功时采用自然式呼吸；练完预备势后，就可以按照健身气功的动作顺序继续练习了。我们对处在这一阶段的练习者有如下建议：第一，练习中如果出现心慌、气短、头晕、抖动等不舒服现象，应马上中止练习；第二，不要刻意追求呼吸方式，预备势练习采用自然式呼吸，就是为了由胸式呼吸逐渐转变为细匀深长的腹式呼吸，从而达到不调而自调的目的；第三，要正确对待可能产生的酸麻疼痛、津液增多、打嗝、刺痒、蚁走、发热、出汗等感觉或现象，甚至多年前的外伤部位在练功时也会产生疼痛、刺痒的感觉，这是练功过程中的正常反应，尽量保持放松入静状态坚持练，过一段时间后上述感觉会自然消失。

另外抱气桩在健身气功中也很重要。抱气桩的具体做法如下。由预备势开始，并步站立。沉髋，右腿屈膝下蹲，左脚自然抬起。注意：左脚不是主动抬起，而是右腿下蹲的结果。向左开步，平行站立，与肩同宽，脚尖先落地，逐渐过渡到全脚掌落地，重心顺势缓缓地移到两腿之间，两腿自然站立。手臂内旋，向两侧45°打开，随即屈膝敛臀，松腰松腹，含胸拔背，臂外旋，向腹部拢抱，背往后倚，重心垂线下降，松肩坠肘，虚领顶劲。眼睛自然下垂，目视鼻尖，鼻尖对肚脐，两肩呼应两胯，两肘呼应两膝，两手呼应两足以调形。呼吸细匀深长，使气沉丹田，用以调息。意念对丹田似守非守，绵绵若存，用以调意。站桩的时间因人而异，以略感劳累为宜，避免疲乏，一般一开始可以在五分钟左右，随着功夫的加深，可以适当逐渐延长。收势时两手内合下按，膝关节缓缓直起。

第三节　传统体育康复训练的意义

一、对神经系统的影响

神经系统是人体的"指挥中心"，人体的一切活动都是在神经系统的支配下进行的。神经系统是有机体内能够感受刺激、产生和传导兴奋、控制和调节各种生命活动并起主导作用的组成部分。神经系统在控制和调节机体的活动中，首先是借助各种感受器，接收人体内外环境的各种刺激信息；之后经周围神经传到脑和脊髓，再通过脑和脊髓各级中枢的整合作用，经周围神经传导到各效应器，控制和调节人体各系统进行的活动。因此，神经系统一方面使人体各系统形成一个对立统一的整体，另一方面使人体各系统与外界保持相对平衡。

传统体育运动练习时要求体松、心静和意识主导，可以调节大脑皮层的兴奋与抑制机制的转换。例如，练习太极拳时可使大脑皮层运动区域的活动处于兴奋状态，而大脑皮层的其他区域因负诱导作用而处于抑制状态，因此人们在紧张的学习、工作之余练习太极拳可以变换大脑皮层的兴奋区域，从而使大脑得到较好的调节和休息。同时传统体育运动练习亦可以降低疾病在大脑皮层引起的病理兴奋，有助于调动被疾病引起的病理兴奋所抑制的功能，使病状逐渐减轻或消失，从而达到较好的健身、祛病的功效。

二、对运动系统的影响

运动系统由骨、骨连结和骨骼肌三部分组成。其中，骨是运动杠杆，骨连结起枢纽作用，骨骼肌是运动的动力部分，三者联系密切。运动系统的主要功能是使人体在一定的空间移动，使人体各部分相互关系发生变动，维持身体各部分以及整体的位置与姿态。此外，它还有支持人体体重、构成人体基本外形、保护脑髓和内脏器官、协调内脏器官进行活动等作用。

传统体育运动特别强调以内中轴引动腰脊（外中轴），依次带动关节，使人体内外进行"松、慢、圆"的整体性体育运动，这样必然会让人体各系统特别是腰和四肢受到良好的刺激，增强其柔韧性、协调性和力量，使人体筋骨肌肉既有弹性又有力量，加强关节和骨骼的固定性和平稳性，从而保证关节和骨骼的正常活动。传统体育运动还能使人体皮肤既有弹性又有韧性，从而增强皮肤保护机体的功能，同时传统体育运动还能调节人体体温和水盐平衡，促进毛细血管和毛孔畅通等。例如，练习太极拳缠绕螺旋的动作所产生的合理生理负荷，可以使练习者骨骼、关节、肌肉得到系统全面的锻炼，骨密质增厚，骨径变粗，骨小梁的排列更加整齐规律。这些变化会增强骨的新陈代谢能力，使骨变得更加坚固，从而提高其抗折、抗压、抗扭转等性能。

三、对呼吸系统和消化系统的影响

传统体育运动动作一般比较柔和、缓慢，内气随着动作导引贯通五脏六腑。传统运动一般采用腹式呼吸法，腹式呼吸是以膈肌活动为主的深长的呼吸运动。由于横膈膜上下移动的范围较大，胸腔容积增大，胸内负压增加，肺泡壁弹性纤维网被动拉长、收缩力增大，从而可以增强横膈肌及辅助呼吸肌的力量和肺泡壁弹性纤维的弹性，改善肺组织的弹性，提高肺的潜在通气能力。例如，练习太极拳的动作要与呼吸配合，动作与呼吸配合时听任自然，毫不勉强，日久自然气贯四梢，呼吸变慢，膈肌收缩和舒张能力提高，肺活量增大，有利于防治各种慢性呼吸系统疾病。太极拳运

动的腹式呼吸法，可以加大膈肌、腹肌的收缩和舒张力度，对肝脏、肠胃能起到自我按摩作用，提高肠胃的蠕动、消化和吸收的能力，改善人体内部的物质代谢，提高人体健康水平。

四、对心血管系统及免疫系统的影响

现代医学认为，消极的情绪容易致病，积极的情绪能防病延年。传统养生强调松静、自然，以意识指导动作，要求"意到身随""内外相合""身心皆修"，使人进入无虑、无我的闲怡境地。传统体育运动能让练习者消除心理疲劳，保持开朗、乐观的心态，再配上典雅优美的音乐，练习者整个身心均得到极大的享受。

循环系统是人体内部的一套封闭系统，包括血脉系统和经络系统，其主要功能是不断向全身各系统、组织与细胞输送营养物质、氧气和激素，以及各种能量，以滋补营养和补充能量，并将人体代谢产物，如二氧化碳和尿素等废物分别送到肺、肾、肠胃和皮肤等器官排出体外，从而保证人体正常生命活动。在练习传统体育运动项目时，人体内外进行缓慢的螺旋或圆弧状运动，人体各组织和各系统必然会得到轻柔挤压、揉搓和按摩，这可以增强人体循环系统的弹性、伸缩性、柔韧性和力量。当骨骼肌松弛时，静脉血管外周压力下降使静脉血管的容量增加，心脏负担减轻，毛细血管被动扩张，容量增加，随血液输送到组织的氧气、营养物质等也相应增加，促进了内环境的物质交换，也对细胞新陈代谢起到促进作用。研究证明，长时间、低强度的运动可以使血管弹性扩张系数增加，加速主动脉排空，还可以起到改善微循环的作用。实践证明，练习太极拳可以有效地降低血小板黏聚性、血浆黏度和纤维蛋白原含量，促进机体内环境的相对稳定，起到活血化瘀作用；同时还可以显著提高血液酸碱平衡能力。同时，练习太极拳对人的心脏功能也有明显提高作用，它可使心肌纤维增粗，心壁增厚，心脏收缩力增强，冠状动脉口径变粗，心脏容量和每搏输出量增加。太极拳运动作为缓和型的有氧练习，可以促使机体副交感神经活性增强，交感神经活性下降，因而使机体对应激的敏感性下降，机体免疫功能得到增强。

五、平衡阴阳、调和气血的作用

传统体育运动项目是依据传统太极理论和中医基本理论，按照人体阴阳五行运动的规律，通过经络沟通表理上下、联系脏腑器官、通行气血、濡养脏腑组织、感应传导、调节脏腑器官的机能活动，从而达到养生保健的作用，使人体保持正常的健康状态。经络是人体气血运行的通道，与人的生理病理关系密切，经络畅通则身体健康，经络不通则易生疾病。传统体育运动项目的练习方式、途径虽不尽相同，但根本目的都在于练就充足的内气，从而达到防病治病、强身健体的目的。

☼ 本节自测题

对五禽戏、二十四式太极拳进行练习。

第七章

拓展训练

◆ 学习目标

通过本章的学习，了解拓展训练的基本项目，熟悉拓展训练项目的具体内容，掌握拓展训练项目在运动康复中的运用。

◆ 重点提示

拓展训练在运动康复中的运用是学习的重点。

◆ 引言

考虑到戒毒人员重新回到社会后，要开始新的人生旅途，开始新的工作，为了让他们能更快、更好地融入社会中，我们开设了对团队合作性要求很高的团体拓展训练，以期在训练中提升戒毒人员人际交往和团队合作的能力，从而激发其高昂的生活热忱和拼搏创新的动力。另外，团体拓展训练也是针对戒毒人员对周围人群的不信任感、敏感的人际关系及对他人的敌对情绪开展的，目的在于帮助戒毒人员培养对他人的信任感，学会适当地控制和调节自身的情绪，提高应对挫折和压力的能力，增强自尊和自信，从而改变自己的负面情绪，发展积极、合理的行为，提高自身的心理健康水平。

运动康复中的拓展训练是一个系统工程，它是指在戒断毒瘾的特定环境中，通过开展具有较强针对性和互助性的团体活动，帮助戒毒人员建立团结互助意识、寻回自尊自信、树立阳光心态，使戒毒人员逐步形成配合治疗、主动戒毒的主观意愿。拓展训练作为心理健康调节的一个重要方法，在运动康复中发挥着重要的作用。一般每 3 个月组织 1～2 次。

第一节　拓展训练的内容

第二次世界大战以后，在英国出现了一种叫作 Outward Bound 的管理培训。1970 年，中国香港成立了香港外展训练学校。1994 年，刘力创办了国内第一所专业体验式培训机构——北京拓展训练学校。拓展训练通常利用崇山峻岭、瀚海大川等自然环境，通过精心设计的活动达到磨炼意志、陶冶情操、完善人格、熔炼团队的培训目的。

处于康复阶段的戒毒人员已经逐渐熟悉强制隔离戒毒场所的环境，过着集体生活。为了更好地帮助他们融入这个新的大家庭，大家互帮互助、共同攻克戒毒难关，也为了帮助戒毒人员正确处理人际关系，开设拓展训练是非常有必要的。

下面我们来介绍几种拓展训练的方法。

（一）信任背摔

1. 方法

参加训练的队员轮流站在高约 1.7 米的背摔台上，背对大家。台上队员两手反交叉握拢弯曲，贴紧胸前，两脚并拢，全身绷紧成一体；后倒时，头部内扣，身体不能弯曲，两手不得向外打开。台下负责保护的队员分成两组，面对面站在台上队员的背后，相对的两人各迈出一条左腿相互抵紧,两手搭于对面队员肩上,掌心向上,上体和头部尽量后仰。当台上队员倒落时,台下队员齐心协力将其平稳接住。如图 7-1 所示。

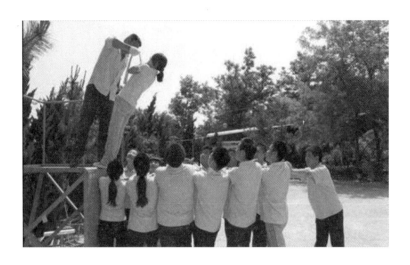

图 7-1　信任背摔

2. 目的

在团队中营造信任环境,培养队员换位思考的意识,实现队员间情感的沟通、信任与责任的建立。

（二）求生墙

1. 方法

团队在不借助任何器材的情况下共同努力翻越 4 米高的墙壁,如图 7-2 所示。

2. 目的

使队员主动进行自我管理与定位,培养甘为人梯的精神,懂得团队协作与激励,共建高效团队。

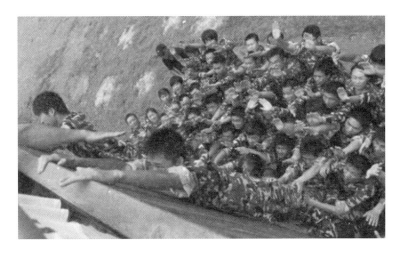

图 7-2　求生墙

（三）无敌风火轮

1. 方法

团队队员使用报纸（或布）、剪刀和胶带（或针线）这几种简易工具，制作一个报纸"风火轮"。所有队员都站进去，脚踩报纸（或布），配合一致迈步走动。如图 7-3 所示。

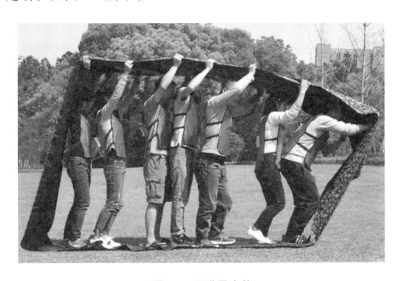

图 7-3　无敌风火轮

2. 目的

培养队员合理配置资源、分工配合的观念；检验队员工作主动性，建立团队的一致节奏，让队员了解协调一致的重要性、个人与团队的相互作用（个人的能量只有通过组织才能发挥出来），了解个人必须跟上团队的节奏，同时明确团队必须要有一致的目标，队员间必须有效地沟通与合作。

（四）抢渡硫酸河

1. 方法

参训学员面对的是模拟的充满硫酸的河流，要求所有学员必须安全抵达对岸，而唯一可以使用的工具仅是数量稀少的砖块，如图 7-4 所示。

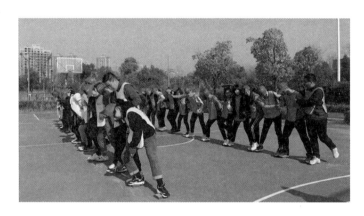

图 7-4　抢渡硫酸河

2. 目的

引导队员学会相互配合和帮助，培养队员在巨大压力下迅速做出反应的能力，面对突发情况时，能及时对计划进行调整，并分解每一个任务指令，使之落实到每一个队员身上。

（五）过电网

1. 方法

在两棵树之间挂着一张网，网上有大小不一的 20 个网眼。要求每个人逐一从其中一个网眼过去，身体的任何部分（包括头发、衣襟）都不能碰到网，否则就会"触电"（见图7-5）。只要有一人"触电"，全队失败，先前通过的人，都必须重新来过。团队必须合理地使用网眼来配合不同队员的身材，穿越的先后顺序要提前确定好。所有分工和流程安排都是为了确保所有成员都顺利通过，因此要分析团队中每一个成员的特点。只有集思广益、因人而异，找出难易结合的方法，才可以在规定的时间内完成挑战任务。

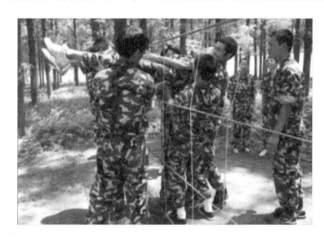

图 7-5　过电网

2. 目的

改变队员的沟通方式，使队员能够理解、倾听他人、能为他人着想，提高队员适应社会的生活能力。让队员学会合理分配资源，知道资源与团队目标的关系、个人利益与整个团队利益的关系，明白只有处理好个人与集体的关系才能有效达成目标。此培训项目强调整体的协作配合以及资源的重要性。好胜与莽撞都将使团队遭遇淘汰，只有依靠团队的力量才能顺利完成任务。

（六）滚雪球

1. 方法

十人一队，发令后，各队第一位队员向前跑，绕过终点标志物后跑回起点，与第二位队员手拉手再迅速跑回终点，之后返回起点，与第三位队员手拉手向前跑。以此类推，直到整个队手拉手跑完为止，用时最短者为胜。

2. 目的

通过团队成员协作完成任务，促进队员相互之间的沟通，帮助队员建立人与人之间的信任，提高队员的团队协作能力，共同享受集体力量的同时增进队员之间的感情。

（七）一圈到底

1. 方法

十人一队，手拉手一字排开，队员与队员间隔1米左右。第一位队员手持呼啦圈，当听到口令后，利用身体的摆动将呼啦圈移交给下一位队员，依此类推，直到最后一位队员完全摆脱呼啦圈，比赛结束（见图7-6）。用时最短者为胜。

2. 目的

此项目既可以训练队员身体的柔韧性与协调能力，也可以让队员在共同完成任务的过程中感受到集体合作的快乐。在训练过程中每一个人都起着重要的作用，这会让队员信心倍增，增强自我价值感。

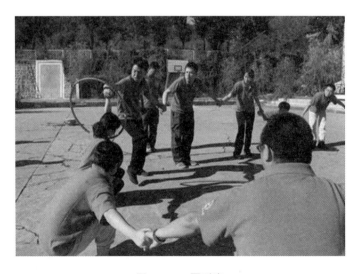

图 7-6　一圈到底

第二节　拓展训练的作用

通过拓展训练，参加训练者在如下方面会有显著的提高：认识自身潜能，增强自信心，改善自身形象；克服心理惰性，磨炼战胜困难的毅力；启发想象力与创造力，提高解决问题的能力；认识团队的作用，增强集体参与意识与责任心；改善人际关系，学会关心他人，更为融洽地与团队成员合作；学会欣赏、关注和爱护大自然。

强制隔离戒毒所的拓展训练以改善戒毒人员的合作意识和集体的团队精神为目标，通过复杂而艰巨的活动项目，促进戒毒人员之间的相互信任、理解、默契和配合。

一、拓展训练对个人身心的作用

拓展训练是一项旨在协助提升戒毒人员身体素质和个人价值的训练过程，能够有效地拓展戒毒人员的潜能，提升和强化戒毒人员个人心理素质，帮助戒毒人员建立高尚而有尊严的人格，同时可以让戒毒人员更深刻地体验个人与团队之间、下级与上级之间、学员与学员之间唇齿相依的关系，从而激发团队更高昂的生活热忱和拼搏创新的动力，使团队更富凝聚力。拓展训练对戒毒人员的影响是多方面的：① 改善身体机能，强健体魄；② 认识自身潜能，增强自信心，改善自身形象；③ 克服心理惰性，完善性格结构，磨炼战胜困难的坚强意志；④ 调节身心，不浮躁、不颓废，更好地面对将来的工作与生活，为重返社会做准备；⑤ 认识集体的作用，增强集体参与意识和责任心；⑥ 启发想象力与创造性，提高解决问题的能力；⑦ 学会欣赏、信任别人，学会关心别人；⑧ 助人为乐，关爱生命和自然；⑨ 情感沟通和表达能力增强，人际关系趋于和谐。

二、拓展训练对团队合作的作用

通过团体拓展训练，戒毒人员将更为融洽地与团体合作。拓展训练是当今大型商业机构所采纳的一种有效的训练模式，训练内容丰富生动、寓意深刻，以体验启发作为教育手段。戒毒人员参与拓展训练将成为他们终生难忘的经历，从而让训练活动中所蕴含的深刻道理和观念，能牢牢地扎根在他们的潜意识中，并且能在他们日后重返社会的工作中发挥应有的作用。

三、拓展训练对融入现实社会的作用

现实社会是一个人际互动的社会。在这个生活节奏越来越快、工作分工越来越细、工作压力越来越大、人与人的情感交流越来越困难的社会环境中，企业、组织和个人更需要团队。拓展训练糅合了高难度及低难度挑战的元素，强调队员在"感受"中学习，而不是在课堂上听讲。研究资料表明，传统课堂式学习的吸收率大约为25％，而要求学员参与实际操作的体验式学习吸收率可高达75％。拓展训练正是一种典型的户外体验式培训。通过这种方式，戒毒人员的分工与协作能力将会加强，社会适应性将得到大幅度提升，为其今后融入社会打下坚实的基础。

参 考 文 献

[1]　牛映雪，鹿国晖，刘扬．体育保健与运动康复技术［M］．北京：化学工业出版社，2016．

[2]　张怀胜．警察体育与健康教程［M］．武汉：湖北科学技术出版社，2006．

本书二维码资源使用说明

　　本书部分课程及与纸质教材配套数字资源以二维码链接的形式呈现。利用手机微信扫码成功后提示微信登录，授权后进入注册页面，填写注册信息。按照提示输入手机号码，点击获取手机验证码，稍等片刻就会收到4位数的验证码短信，在提示位置输入验证码成功，再设置密码，选择相应专业，点击"立即注册"，注册成功（若手机已经注册，则在"注册"页面底部选择"已有账号？立即登录"，进入"账号绑定"页面，直接输入手机号和密码登录）。接着提示输入学习码，须刮开教材封面防伪涂层，输入13位学习码（正版图书拥有的一次性使用学习码），输入正确后提示绑定成功，即可查看二维码数字资源。手机第一次登录查看资源成功以后，再次使用二维码资源时，在微信端扫码即可登录进入查看。